Livre de bord de la migraine

AF496815

Lorsque vous pouvez identifier l'endroit où vous avez mal, cela peut vous aider à comprendre pourquoi vous avez mal. Ce livre peut vous aider à suivre l'évolution de vos symptômes et vous aider à trouver un soulagement efficace ou à décider si vous devez consulter un médecin.

Livre de bord de la migraine

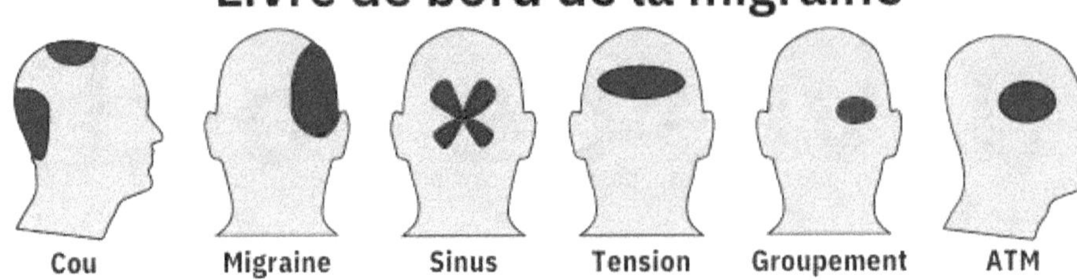

DATE: _________________   TEMPS [ ]: _____________   ____________

☐ ☐ ☐ ☐ ☐ ☐

Sévérité de la douleur

1	2	3	4	5	6	7	8	9	10

Déclencheurs

☐ La faim   ☐ Insomnie

☐ Lumières vives   ☐ Maladie

☐ Café   ☐ Fatigue

☐ Stress au travail   ☐ Odeurs/ Parfums

☐ Strss à la maison   ☐ Motion

☐ Repas sautés   ☐ Fatigue des yeux

☐ Anxiété   ☐ _______________

Mesures d'allègement

Médicament	
L'eau	
Sommeil	
Exercer	
Autres	
Autres	

Notes: _______________

Livre de bord de la migraine

Livre de bord de la migraine

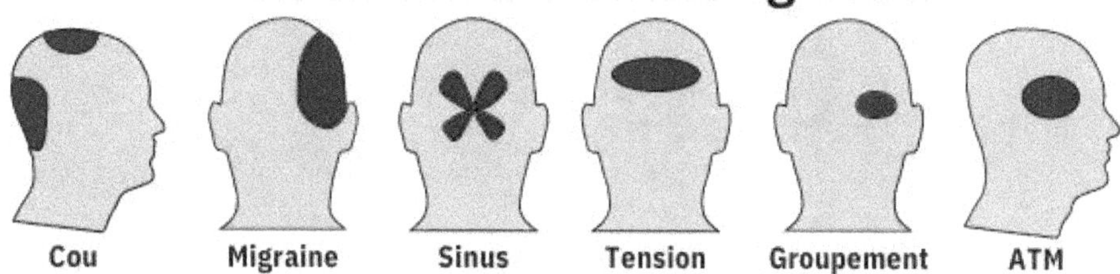

DATE: _______________   TEMPS [ ]: _______________

☐ ☐ ☐ ☐ ☐ ☐

Sévérité de la douleur

1	2	3	4	5	6	7	8	9	10

Déclencheurs

☐ La faim ☐ Insomnie

☐ Lumières vives ☐ Maladie

☐ Café ☐ Fatigue

☐ Stress au travail ☐ Odeurs/ Parfums

☐ Strss à la maison ☐ Motion

☐ Repas sautés ☐ Fatigue des yeux

☐ Anxiété ☐ _______________

Mesures d'allègement

Médicament	
L'eau	
Sommeil	
Exercer	
Autres	
Autres	

Notes: _______________

Livre de bord de la migraine

Livre de bord de la migraine

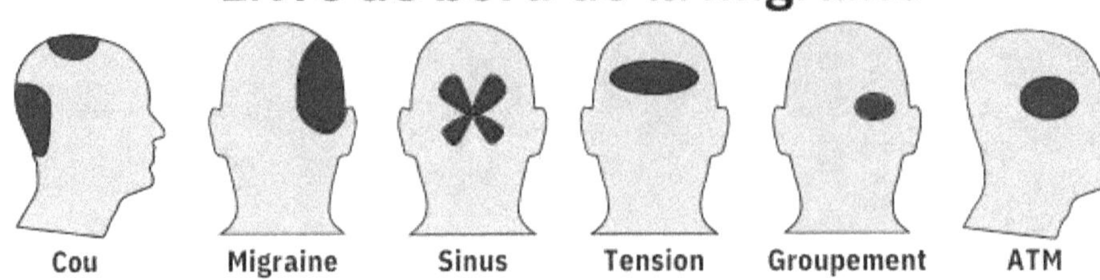

DATE: _______________   TEMPS [ ]: _______________

Sévérité de la douleur

1	2	3	4	5	6	7	8	9	10

Déclencheurs

- ☐ La faim
- ☐ Lumières vives
- ☐ Café
- ☐ Stress au travail
- ☐ Strss à la maison
- ☐ Repas sautés
- ☐ Anxiété

- ☐ Insomnie
- ☐ Maladie
- ☐ Fatigue
- ☐ Odeurs/ Parfums
- ☐ Motion
- ☐ Fatigue des yeux
- ☐ _______________

Mesures d'allègement

Médicament	
L'eau	
Sommeil	
Exercer	
Autres	
Autres	

Notes: _______________

Livre de bord de la migraine

Livre de bord de la migraine

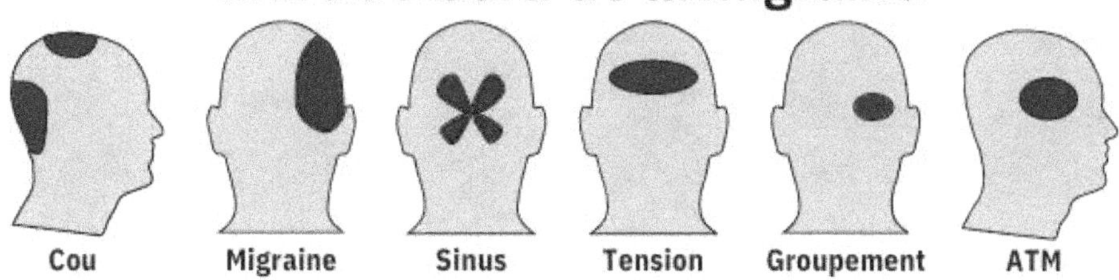

DATE: _______________   TEMPS [ ]: _________   _________

☐ ☐ ☐ ☐ ☐ ☐

Sévérité de la douleur

1	2	3	4	5	6	7	8	9	10

Déclencheurs

☐ La faim   ☐ Insomnie

☐ Lumières vives   ☐ Maladie

☐ Café   ☐ Fatigue

☐ Stress au travail   ☐ Odeurs/ Parfums

☐ Strss à la maison   ☐ Motion

☐ Repas sautés   ☐ Fatigue des yeux

☐ Anxiété   ☐ _______________

Mesures d'allègement

Médicament	
L'eau	
Sommeil	
Exercer	
Autres	
Autres	

Notes: _______________

Livre de bord de la migraine

Livre de bord de la migraine

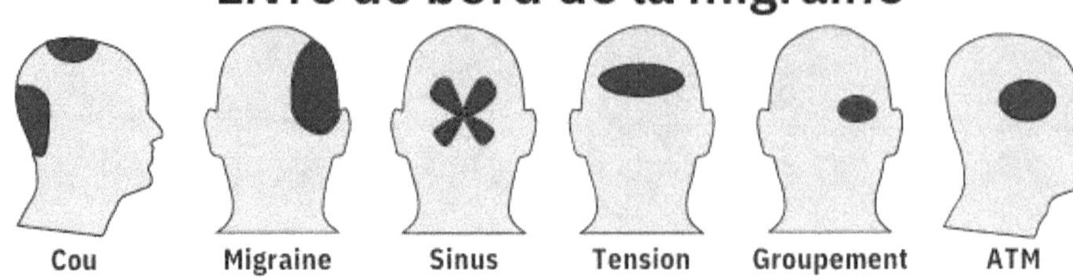

DATE: _______________   TEMPS [ ]: _______________   _______________

Sévérité de la douleur

1	2	3	4	5	6	7	8	9	10

Déclencheurs

☐ La faim   ☐ Insomnie

☐ Lumières vives   ☐ Maladie

☐ Café   ☐ Fatigue

☐ Stress au travail   ☐ Odeurs/ Parfums

☐ Strss à la maison   ☐ Motion

☐ Repas sautés   ☐ Fatigue des yeux

☐ Anxiété   ☐ _______________

Mesures d'allègement

Médicament	
L'eau	
Sommeil	
Exercer	
Autres	
Autres	

Notes: _______________

Livre de bord de la migraine

Livre de bord de la migraine

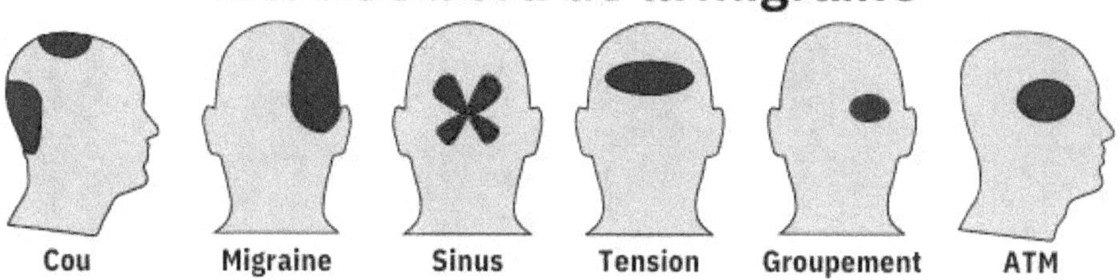

DATE: _________________   TEMPS [ ]: _________________ _____________

Sévérité de la douleur

1	2	3	4	5	6	7	8	9	10

Déclencheurs

☐ La faim	☐ Insomnie
☐ Lumières vives	☐ Maladie
☐ Café	☐ Fatigue
☐ Stress au travail	☐ Odeurs/ Parfums
☐ Strss à la maison	☐ Motion
☐ Repas sautés	☐ Fatigue des yeux
☐ Anxiété	☐ _____________

Mesures d'allègement

Médicament	
L'eau	
Sommeil	
Exercer	
Autres	
Autres	

Notes: ____

Livre de bord de la migraine

Livre de bord de la migraine

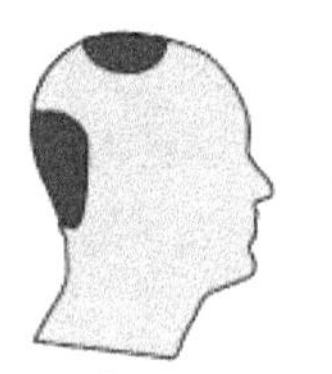
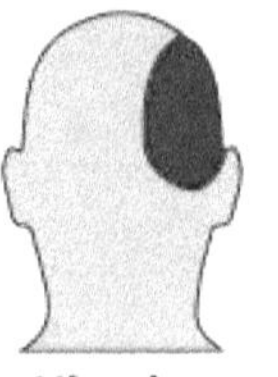
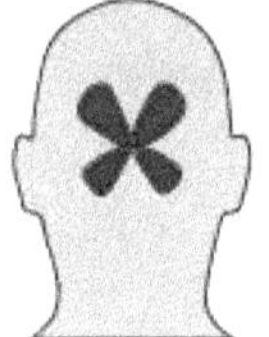
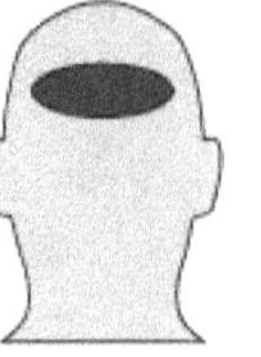
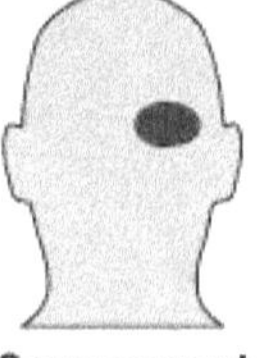
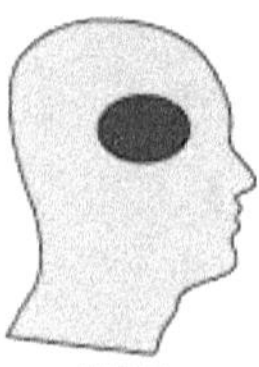

| Cou | Migraine | Sinus | Tension | Groupement | ATM |

DATE: ________________   **TEMPS [ ]:** ________________   ________________

☐   ☐   ☐   ☐   ☐   ☐

Sévérité de la douleur

1	2	3	4	5	6	7	8	9	10

Déclencheurs

☐ La faim	☐ Insomnie
☐ Lumières vives	☐ Maladie
☐ Café	☐ Fatigue
☐ Stress au travail	☐ Odeurs/ Parfums
☐ Strss à la maison	☐ Motion
☐ Repas sautés	☐ Fatigue des yeux
☐ Anxiété	☐ ________________

Mesures d'allègement

Médicament	
L'eau	
Sommeil	
Exercer	
Autres	
Autres	

Notes: ________________

Livre de bord de la migraine

Livre de bord de la migraine

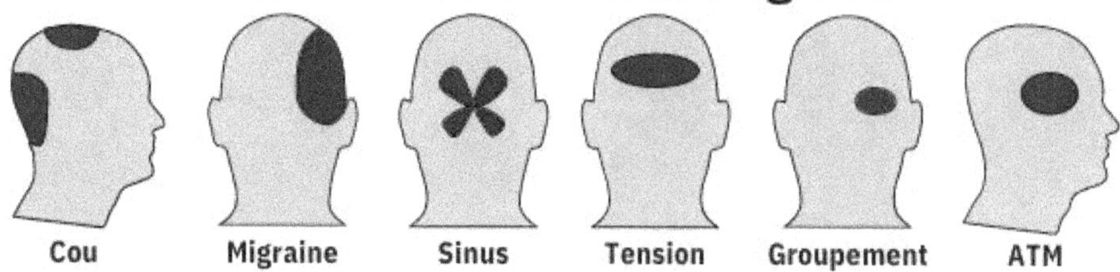

DATE: _______________   TEMPS [ ]: _______________

Sévérité de la douleur

1	2	3	4	5	6	7	8	9	10

Déclencheurs

☐ La faim   ☐ Insomnie

☐ Lumières vives   ☐ Maladie

☐ Café   ☐ Fatigue

☐ Stress au travail   ☐ Odeurs/ Parfums

☐ Strss à la maison   ☐ Motion

☐ Repas sautés   ☐ Fatigue des yeux

☐ Anxiété   ☐ _______________

Mesures d'allègement

Médicament	
L'eau	
Sommeil	
Exercer	
Autres	
Autres	

Notes: _______________

Livre de bord de la migraine

Livre de bord de la migraine

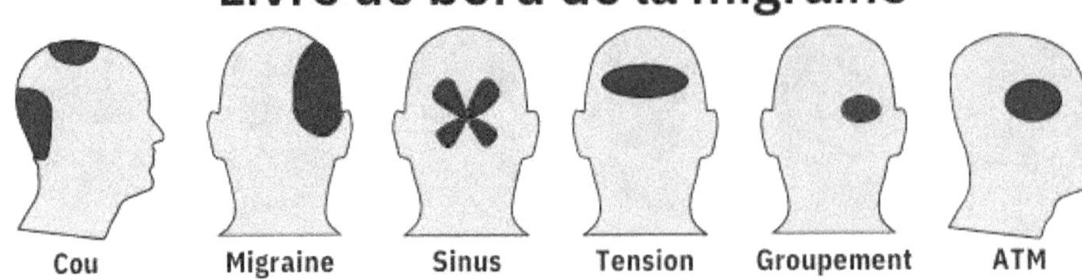

DATE: ______________________ **TEMPS [ ]:** ______________ ______________

☐ ☐ ☐ ☐ ☐ ☐

Sévérité de la douleur

1	2	3	4	5	6	7	8	9	10

Déclencheurs

☐ La faim	☐ Insomnie
☐ Lumières vives	☐ Maladie
☐ Café	☐ Fatigue
☐ Stress au travail	☐ Odeurs/ Parfums
☐ Strss à la maison	☐ Motion
☐ Repas sautés	☐ Fatigue des yeux
☐ Anxiété	☐ ______________

Mesures d'allègement

Médicament	
L'eau	
Sommeil	
Exercer	
Autres	
Autres	

Notes: ______________

Livre de bord de la migraine

Livre de bord de la migraine

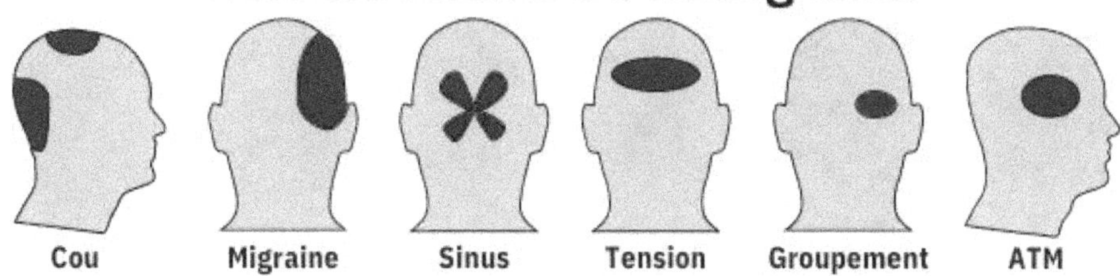

DATE: _______________   TEMPS [ ]: _______________ _______________

☐   ☐   ☐   ☐   ☐   ☐   _______________

Sévérité de la douleur

1	2	3	4	5	6	7	8	9	10

Déclencheurs

☐ La faim   ☐ Insomnie

☐ Lumières vives   ☐ Maladie

☐ Café   ☐ Fatigue

☐ Stress au travail   ☐ Odeurs/ Parfums

☐ Strss à la maison   ☐ Motion

☐ Repas sautés   ☐ Fatigue des yeux

☐ Anxiété   ☐ _______________

Mesures d'allègement

Médicament	
L'eau	
Sommeil	
Exercer	
Autres	
Autres	

Notes: _______________________________

Livre de bord de la migraine

Livre de bord de la migraine

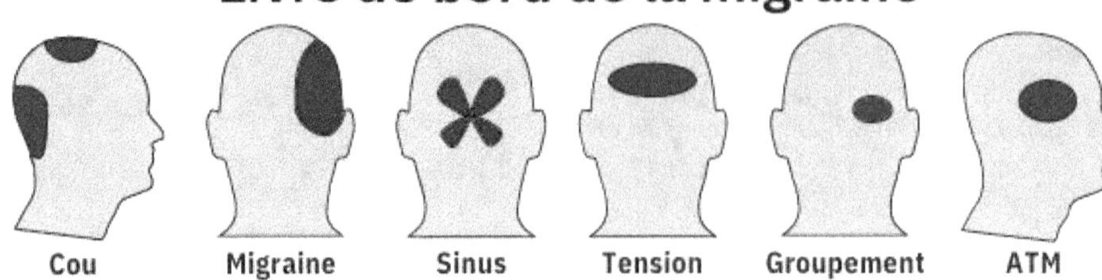

DATE: ______________   TEMPS [ ]: ______________

Sévérité de la douleur

1	2	3	4	5	6	7	8	9	10

Déclencheurs

☐ La faim   ☐ Insomnie

☐ Lumières vives   ☐ Maladie

☐ Café   ☐ Fatigue

☐ Stress au travail ☐ Odeurs/ Parfums

☐ Strss à la maison ☐ Motion

☐ Repas sautés   ☐ Fatigue des yeux

☐ Anxiété   ☐ ______________

Mesures d'allègement

Médicament	
L'eau	
Sommeil	
Exercer	
Autres	
Autres	

Notes: ______________

Livre de bord de la migraine

Livre de bord de la migraine

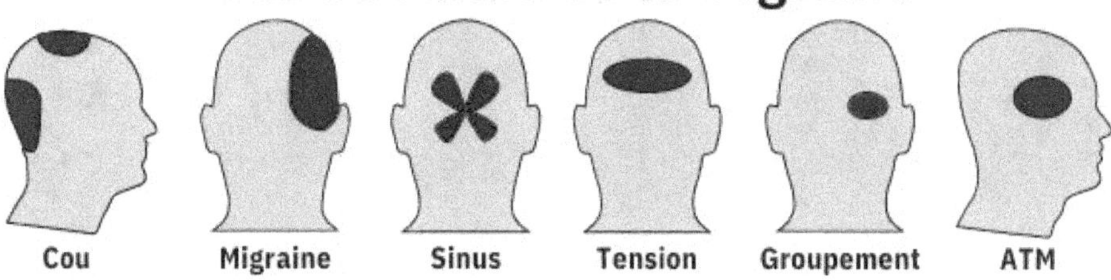

DATE: _______________   TEMPS [ ]: _____________ __________

☐   ☐   ☐   ☐   ☐   ☐

Sévérité de la douleur

1	2	3	4	5	6	7	8	9	10

Déclencheurs

☐ La faim   ☐ Insomnie

☐ Lumières vives   ☐ Maladie

☐ Café   ☐ Fatigue

☐ Stress au travail   ☐ Odeurs/ Parfums

☐ Strss à la maison   ☐ Motion

☐ Repas sautés   ☐ Fatigue des yeux

☐ Anxiété   ☐ _______________

Mesures d'allègement

Médicament	
L'eau	
Sommeil	
Exercer	
Autres	
Autres	

Notes: _______________

Livre de bord de la migraine

Livre de bord de la migraine

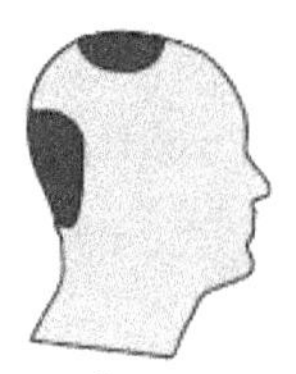 Cou

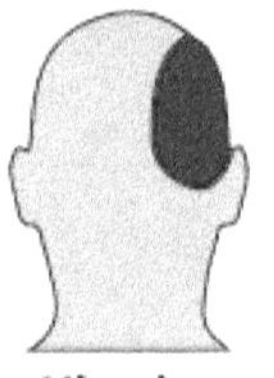 Migraine

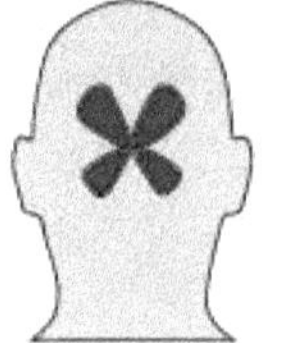 Sinus

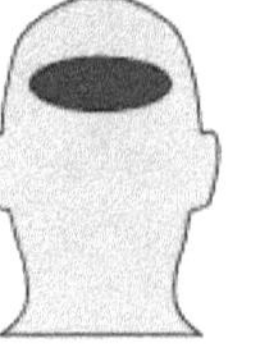 Tension

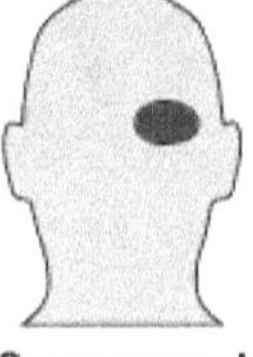 Groupement

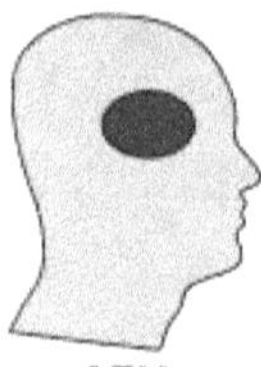 ATM

DATE: _______________ TEMPS [ ]: __________ __________

Sévérité de la douleur

1	2	3	4	5	6	7	8	9	10

Déclencheurs

- ☐ La faim
- ☐ Lumières vives
- ☐ Café
- ☐ Stress au travail
- ☐ Strss à la maison
- ☐ Repas sautés
- ☐ Anxiété
- ☐ Insomnie
- ☐ Maladie
- ☐ Fatigue
- ☐ Odeurs/ Parfums
- ☐ Motion
- ☐ Fatigue des yeux
- ☐ _______________

Mesures d'allègement

Médicament	
L'eau	
Sommeil	
Exercer	
Autres	
Autres	

Notes:

Livre de bord de la migraine

Livre de bord de la migraine

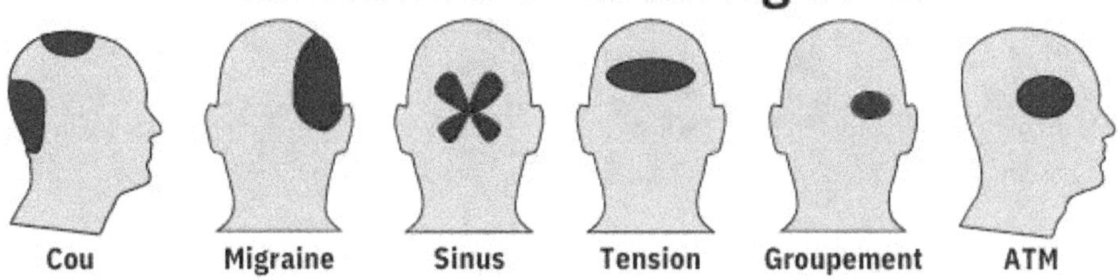

DATE: _______________   TEMPS [ ]: _______________ _______________

Sévérité de la douleur

1	2	3	4	5	6	7	8	9	10

Déclencheurs

☐ La faim	☐ Insomnie
☐ Lumières vives	☐ Maladie
☐ Café	☐ Fatigue
☐ Stress au travail	☐ Odeurs/ Parfums
☐ Strss à la maison	☐ Motion
☐ Repas sautés	☐ Fatigue des yeux
☐ Anxiété	☐ _____________

Mesures d'allègement

Médicament	
L'eau	
Sommeil	
Exercer	
Autres	
Autres	

Notes: ____

Livre de bord de la migraine

Livre de bord de la migraine

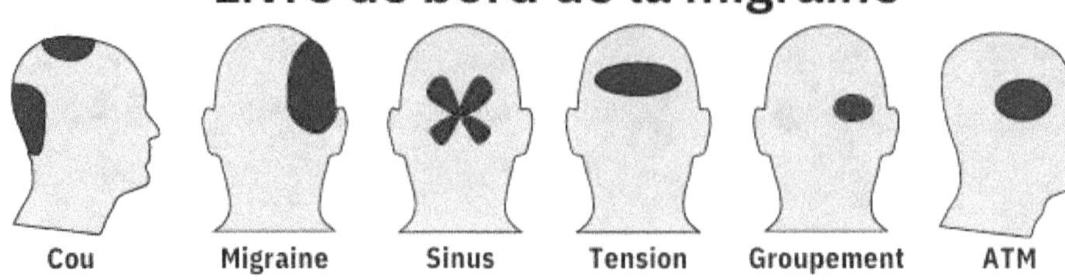

DATE: _______________   TEMPS [ ]: ___________ ___________

Sévérité de la douleur

1	2	3	4	5	6	7	8	9	10

Déclencheurs

☐ La faim   ☐ Insomnie

☐ Lumières vives   ☐ Maladie

☐ Café   ☐ Fatigue

☐ Stress au travail   ☐ Odeurs/ Parfums

☐ Strss à la maison   ☐ Motion

☐ Repas sautés   ☐ Fatigue des yeux

☐ Anxiété   ☐ _______________

Mesures d'allègement

Médicament	
L'eau	
Sommeil	
Exercer	
Autres	
Autres	

Notes: _______________________

Livre de bord de la migraine

Livre de bord de la migraine

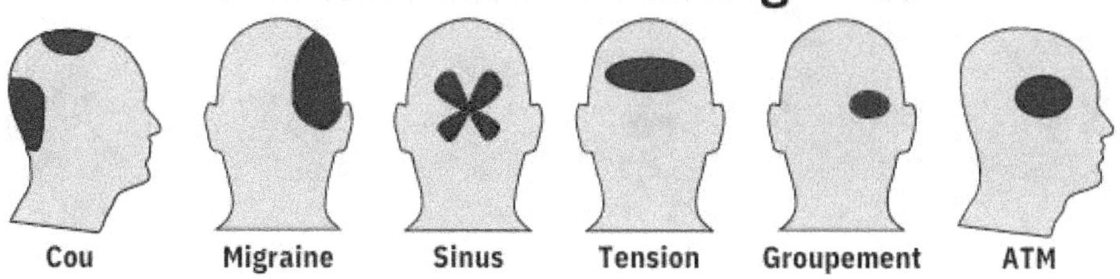

DATE: _______________   **TEMPS [ ]:** _______________

Sévérité de la douleur

1	2	3	4	5	6	7	8	9	10

Déclencheurs

☐ La faim	☐ Insomnie
☐ Lumières vives	☐ Maladie
☐ Café	☐ Fatigue
☐ Stress au travail	☐ Odeurs/ Parfums
☐ Strss à la maison	☐ Motion
☐ Repas sautés	☐ Fatigue des yeux
☐ Anxiété	☐ _______________

Mesures d'allègement

Médicament	
L'eau	
Sommeil	
Exercer	
Autres	
Autres	

Notes: _______________

Livre de bord de la migraine

Livre de bord de la migraine

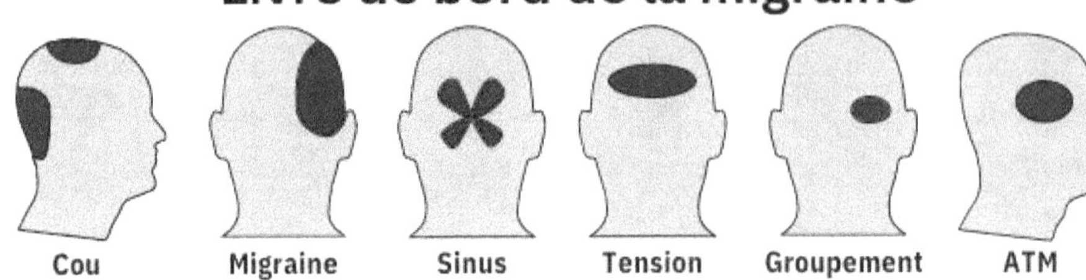

DATE: _______________   TEMPS [ ]: _____________   _____________

Sévérité de la douleur

1	2	3	4	5	6	7	8	9	10

Déclencheurs

☐ La faim   ☐ Insomnie

☐ Lumières vives   ☐ Maladie

☐ Café   ☐ Fatigue

☐ Stress au travail   ☐ Odeurs/ Parfums

☐ Strss à la maison   ☐ Motion

☐ Repas sautés   ☐ Fatigue des yeux

☐ Anxiété   ☐ _______________

Mesures d'allègement

Médicament	
L'eau	
Sommeil	
Exercer	
Autres	
Autres	

Notes: _______________

Livre de bord de la migraine

Livre de bord de la migraine

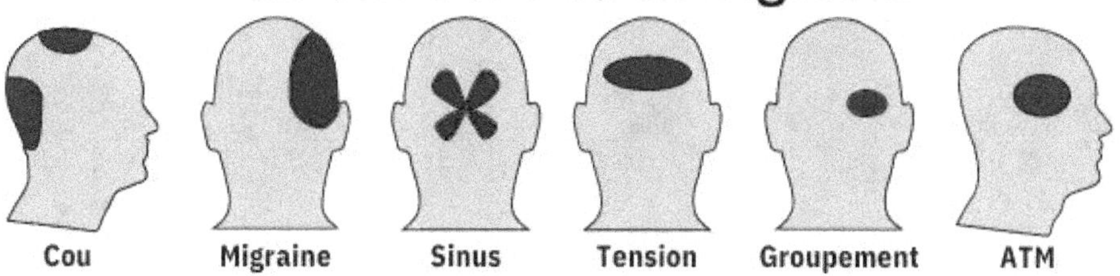

DATE: ___________________   **TEMPS [ ]:** ___________________

Sévérité de la douleur

1	2	3	4	5	6	7	8	9	10

Déclencheurs

☐ La faim	☐ Insomnie
☐ Lumières vives	☐ Maladie
☐ Café	☐ Fatigue
☐ Stress au travail	☐ Odeurs/ Parfums
☐ Strss à la maison	☐ Motion
☐ Repas sautés	☐ Fatigue des yeux
☐ Anxiété	☐ ___________

Mesures d'allègement

Médicament	
L'eau	
Sommeil	
Exercer	
Autres	
Autres	

Notes: ___________________

Livre de bord de la migraine

Livre de bord de la migraine

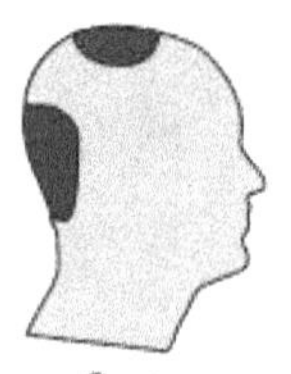
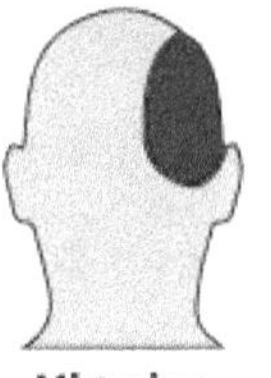
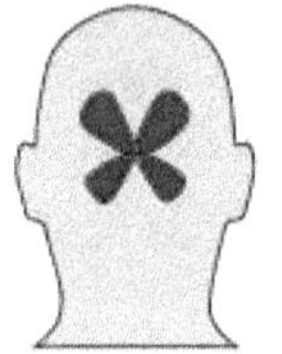
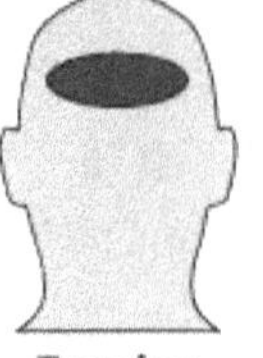
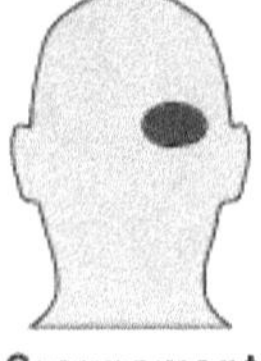
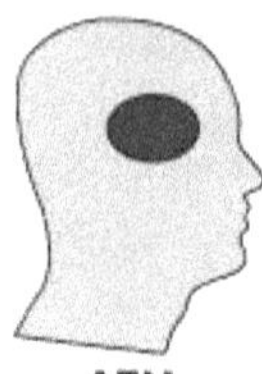

| Cou | Migraine | Sinus | Tension | Groupement | ATM |

DATE: _______________ **TEMPS [ ]:** _______________ _______________

☀ ☐   ⛅ ☐   🌦 ☐   🌧 ☐   🌧 ☐   🌨 ☐   🌡 _______

Sévérité de la douleur

1	2	3	4	5	6	7	8	9	10

Déclencheurs

☐ La faim	☐ Insomnie
☐ Lumières vives	☐ Maladie
☐ Café	☐ Fatigue
☐ Stress au travail	☐ Odeurs/ Parfums
☐ Strss à la maison	☐ Motion
☐ Repas sautés	☐ Fatigue des yeux
☐ Anxiété	☐ _______________

Mesures d'allègement

Médicament	
L'eau	
Sommeil	
Exercer	
Autres	
Autres	

Notes:

Livre de bord de la migraine

Livre de bord de la migraine

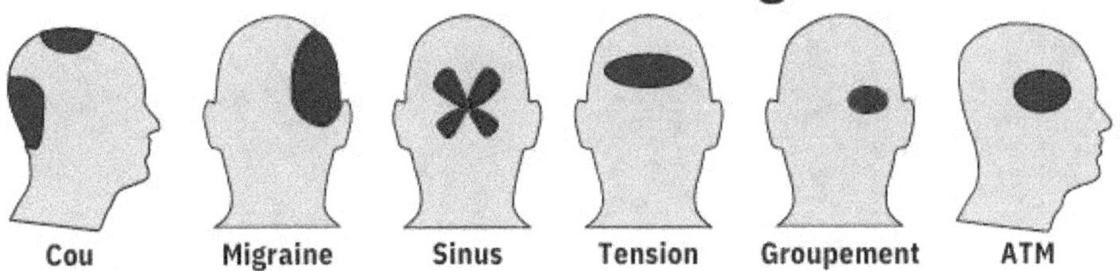

DATE: ______________________   **TEMPS [ ]:** ______________   ______________

Sévérité de la douleur

1	2	3	4	5	6	7	8	9	10

Déclencheurs

- ☐ La faim
- ☐ Lumières vives
- ☐ Café
- ☐ Stress au travail
- ☐ Strss à la maison
- ☐ Repas sautés
- ☐ Anxiété

- ☐ Insomnie
- ☐ Maladie
- ☐ Fatigue
- ☐ Odeurs/ Parfums
- ☐ Motion
- ☐ Fatigue des yeux
- ☐ ______________

Mesures d'allègement

Médicament	
L'eau	
Sommeil	
Exercer	
Autres	
Autres	

Notes: _______________________________________

Livre de bord de la migraine

Livre de bord de la migraine

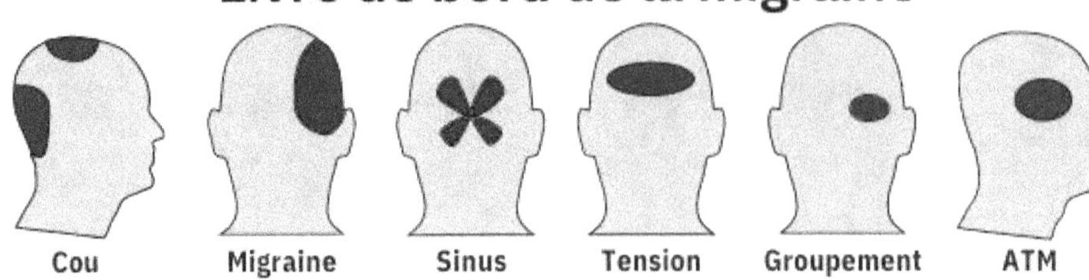

DATE: _______________   TEMPS [ ]: _______________   _______________

☐ ☐ ☐ ☐ ☐ ☐

Sévérité de la douleur

1	2	3	4	5	6	7	8	9	10

Déclencheurs

☐ La faim   ☐ Insomnie

☐ Lumières vives   ☐ Maladie

☐ Café   ☐ Fatigue

☐ Stress au travail   ☐ Odeurs/ Parfums

☐ Strss à la maison   ☐ Motion

☐ Repas sautés   ☐ Fatigue des yeux

☐ Anxiété   ☐ _______________

Mesures d'allègement

Médicament	
L'eau	
Sommeil	
Exercer	
Autres	
Autres	

Notes:

Livre de bord de la migraine

Livre de bord de la migraine

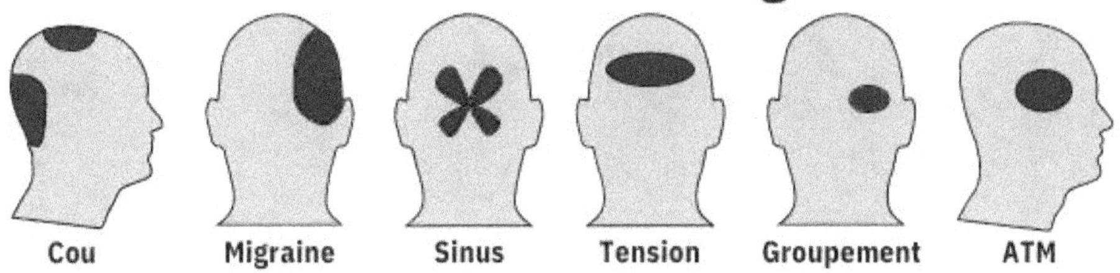

DATE: ______________________   TEMPS [ ]: ______________________

Sévérité de la douleur

1	2	3	4	5	6	7	8	9	10

Déclencheurs

- ☐ La faim
- ☐ Lumières vives
- ☐ Café
- ☐ Stress au travail
- ☐ Strss à la maison
- ☐ Repas sautés
- ☐ Anxiété

- ☐ Insomnie
- ☐ Maladie
- ☐ Fatigue
- ☐ Odeurs/ Parfums
- ☐ Motion
- ☐ Fatigue des yeux
- ☐ ______________

Mesures d'allègement

Médicament	
L'eau	
Sommeil	
Exercer	
Autres	
Autres	

Notes: ______________________

Livre de bord de la migraine

Livre de bord de la migraine

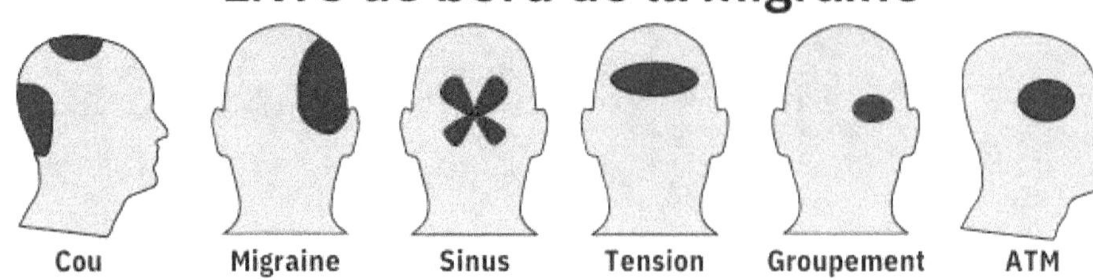

DATE: _______________   TEMPS [ ]: _______________   _______________

Sévérité de la douleur

1	2	3	4	5	6	7	8	9	10

Déclencheurs

- ☐ La faim
- ☐ Lumières vives
- ☐ Café
- ☐ Stress au travail
- ☐ Strss à la maison
- ☐ Repas sautés
- ☐ Anxiété

- ☐ Insomnie
- ☐ Maladie
- ☐ Fatigue
- ☐ Odeurs/ Parfums
- ☐ Motion
- ☐ Fatigue des yeux
- ☐ _______________

Mesures d'allègement

Médicament	
L'eau	
Sommeil	
Exercer	
Autres	
Autres	

Notes: _______________

Livre de bord de la migraine

Livre de bord de la migraine

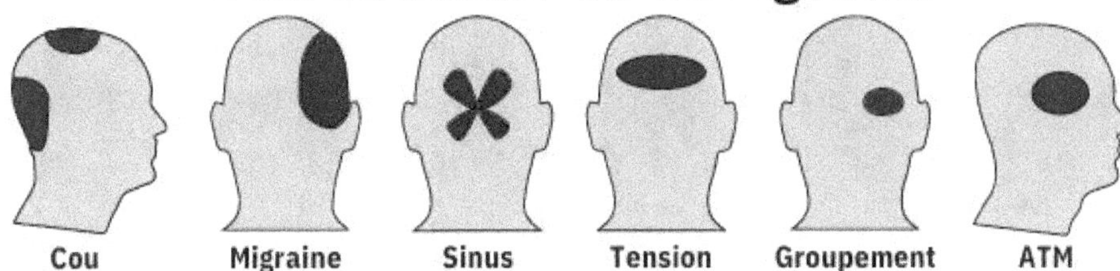

DATE: _____________   TEMPS [ ]: _____________   _____________

Sévérité de la douleur

1	2	3	4	5	6	7	8	9	10

Déclencheurs

- ☐ La faim
- ☐ Lumières vives
- ☐ Café
- ☐ Stress au travail
- ☐ Strss à la maison
- ☐ Repas sautés
- ☐ Anxiété

- ☐ Insomnie
- ☐ Maladie
- ☐ Fatigue
- ☐ Odeurs/ Parfums
- ☐ Motion
- ☐ Fatigue des yeux
- ☐ _____________

Mesures d'allègement

Médicament	
L'eau	
Sommeil	
Exercer	
Autres	
Autres	

Notes: _____________

Livre de bord de la migraine

Livre de bord de la migraine

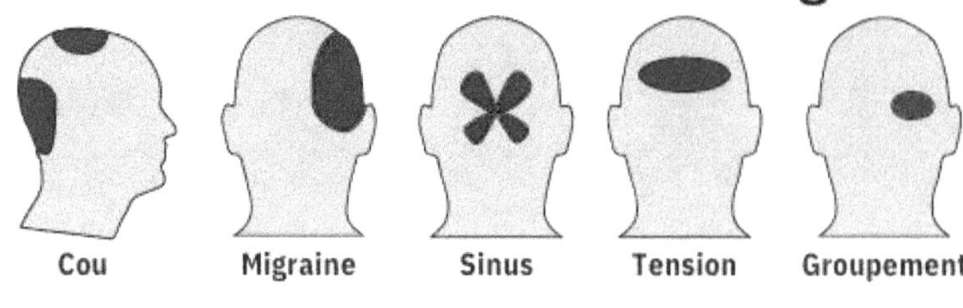

DATE: _______________________   TEMPS [ ]: _______________   ______________

Sévérité de la douleur

1	2	3	4	5	6	7	8	9	10

Déclencheurs

☐ La faim	☐ Insomnie
☐ Lumières vives	☐ Maladie
☐ Café	☐ Fatigue
☐ Stress au travail	☐ Odeurs/ Parfums
☐ Strss à la maison	☐ Motion
☐ Repas sautés	☐ Fatigue des yeux
☐ Anxiété	☐ _______________

Mesures d'allègement

Médicament	
L'eau	
Sommeil	
Exercer	
Autres	
Autres	

Notes: _______________________

Livre de bord de la migraine

Livre de bord de la migraine

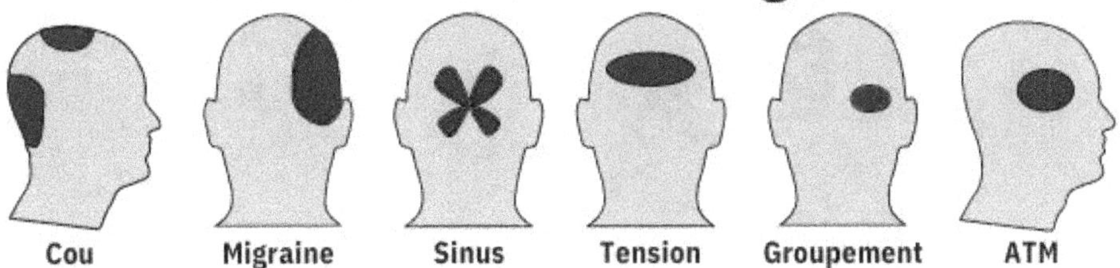

DATE: _______________   **TEMPS [ ]:** _______________   _______________

☐   ☐   ☐   ☐   ☐   ☐

Sévérité de la douleur

1	2	3	4	5	6	7	8	9	10

Déclencheurs

☐ La faim	☐ Insomnie
☐ Lumières vives	☐ Maladie
☐ Café	☐ Fatigue
☐ Stress au travail	☐ Odeurs/ Parfums
☐ Strss à la maison	☐ Motion
☐ Repas sautés	☐ Fatigue des yeux
☐ Anxiété	☐ _______________

Mesures d'allègement

Médicament	
L'eau	
Sommeil	
Exercer	
Autres	
Autres	

Notes: _______________________________

Livre de bord de la migraine

Livre de bord de la migraine

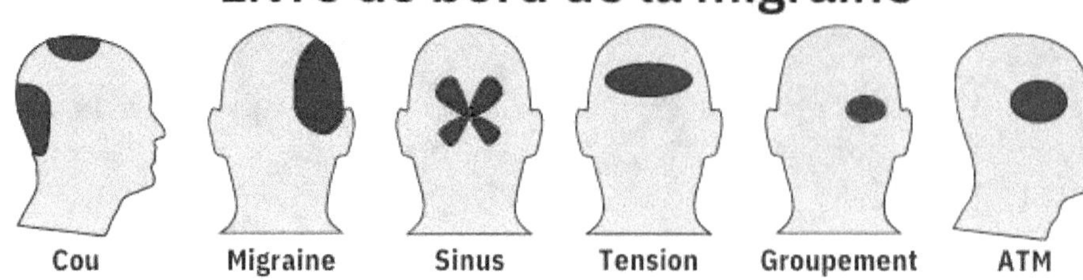

DATE: _______________   TEMPS [ ]: _______________ _______________

Sévérité de la douleur

1	2	3	4	5	6	7	8	9	10

Déclencheurs

- ☐ La faim
- ☐ Lumières vives
- ☐ Café
- ☐ Stress au travail
- ☐ Strss à la maison
- ☐ Repas sautés
- ☐ Anxiété

- ☐ Insomnie
- ☐ Maladie
- ☐ Fatigue
- ☐ Odeurs/ Parfums
- ☐ Motion
- ☐ Fatigue des yeux
- ☐ _______________

Mesures d'allègement

Médicament	
L'eau	
Sommeil	
Exercer	
Autres	
Autres	

Notes: _______________

Livre de bord de la migraine

Livre de bord de la migraine

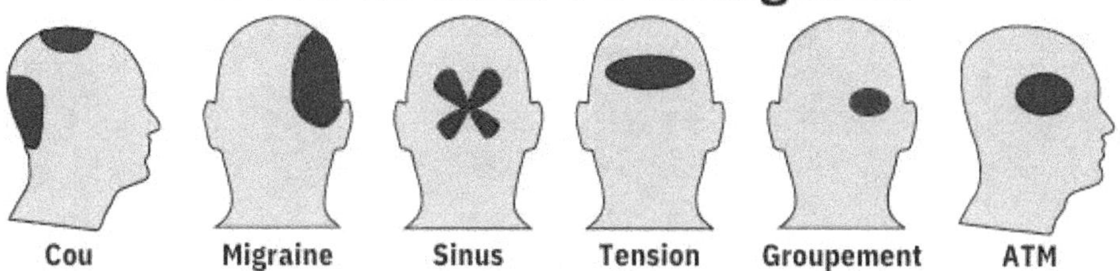

DATE: _________________   TEMPS [ ]: _____________ ____________

Sévérité de la douleur

1	2	3	4	5	6	7	8	9	10

Déclencheurs

☐ La faim	☐ Insomnie
☐ Lumières vives	☐ Maladie
☐ Café	☐ Fatigue
☐ Stress au travail	☐ Odeurs/ Parfums
☐ Strss à la maison	☐ Motion
☐ Repas sautés	☐ Fatigue des yeux
☐ Anxiété	☐ _____________

Mesures d'allègement

Médicament	
L'eau	
Sommeil	
Exercer	
Autres	
Autres	

Notes: _____________________

Livre de bord de la migraine

Livre de bord de la migraine

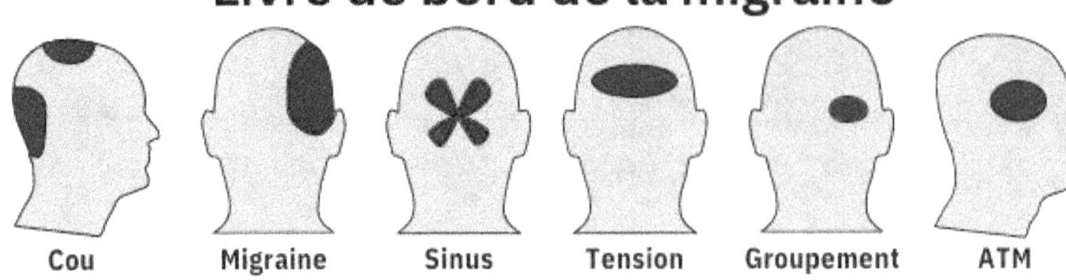

DATE: _______________   TEMPS [ ]: _______________   _______________

Sévérité de la douleur

1	2	3	4	5	6	7	8	9	10

Déclencheurs

☐ La faim	☐ Insomnie
☐ Lumières vives	☐ Maladie
☐ Café	☐ Fatigue
☐ Stress au travail	☐ Odeurs/ Parfums
☐ Strss à la maison	☐ Motion
☐ Repas sautés	☐ Fatigue des yeux
☐ Anxiété	☐ _____________

Mesures d'allègement

Médicament	
L'eau	
Sommeil	
Exercer	
Autres	
Autres	

Notes: _______________

Livre de bord de la migraine

Livre de bord de la migraine

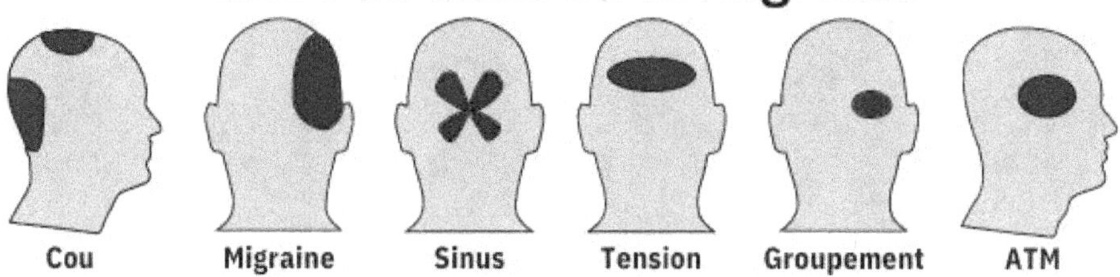

DATE: _______________   TEMPS [ ]: _______________   _______________

☐   ☐   ☐   ☐   ☐   ☐

Sévérité de la douleur

1	2	3	4	5	6	7	8	9	10

Déclencheurs

☐ La faim   ☐ Insomnie

☐ Lumières vives   ☐ Maladie

☐ Café   ☐ Fatigue

☐ Stress au travail   ☐ Odeurs/ Parfums

☐ Strss à la maison   ☐ Motion

☐ Repas sautés   ☐ Fatigue des yeux

☐ Anxiété   ☐ _______________

Mesures d'allègement

Médicament	
L'eau	
Sommeil	
Exercer	
Autres	
Autres	

Notes: _______________

Livre de bord de la migraine

Livre de bord de la migraine

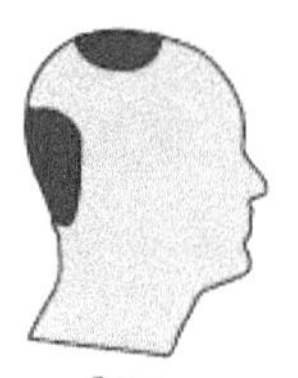
Cou

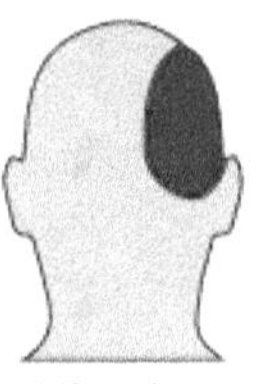
Migraine

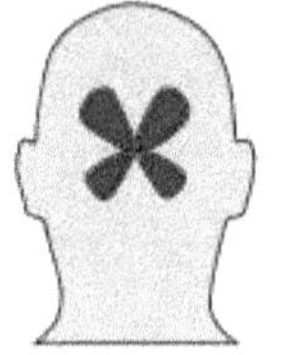
Sinus

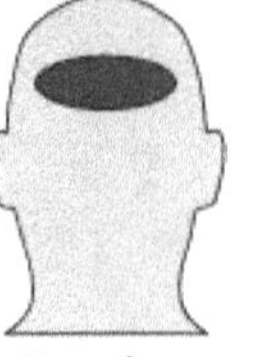
Tension

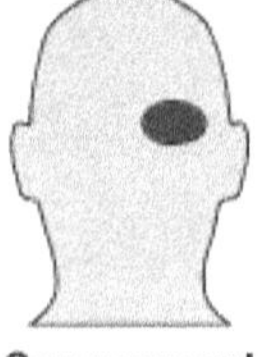
Groupement

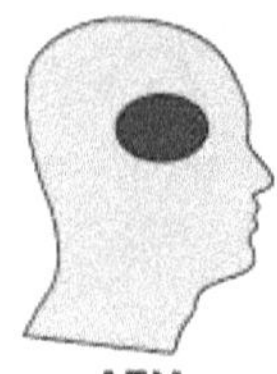
ATM

DATE: _______________   TEMPS [ ]: _______________

☐   ☐   ☐   ☐   ☐   ☐

Sévérité de la douleur

1	2	3	4	5	6	7	8	9	10

Déclencheurs

☐ La faim   ☐ Insomnie

☐ Lumières vives   ☐ Maladie

☐ Café   ☐ Fatigue

☐ Stress au travail   ☐ Odeurs/ Parfums

☐ Strss à la maison   ☐ Motion

☐ Repas sautés   ☐ Fatigue des yeux

☐ Anxiété   ☐ _______________

Mesures d'allègement

Médicament	
L'eau	
Sommeil	
Exercer	
Autres	
Autres	

Notes: _______________

Livre de bord de la migraine

Livre de bord de la migraine

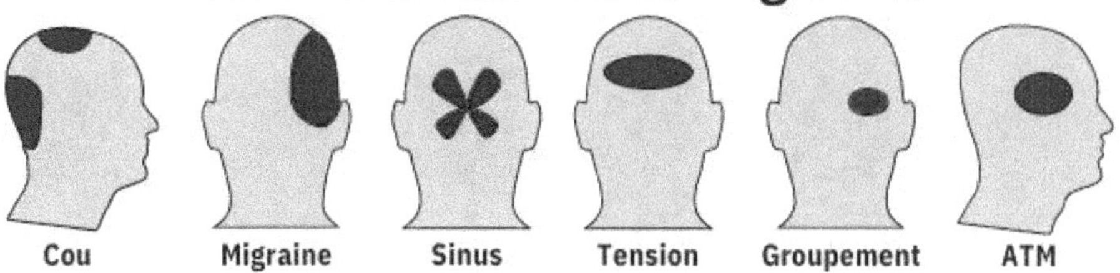

<table>
<tr><td>DATE: _______________</td><td>TEMPS [ ]: _______________</td></tr>
</table>

☀ ☐   ⛅ ☐   🌥 ☐   🌦 ☐   ☁ ☐   🌨 ☐   🌡 _______________

Sévérité de la douleur

1	2	3	4	5	6	7	8	9	10

Déclencheurs

☐ La faim	☐ Insomnie
☐ Lumières vives	☐ Maladie
☐ Café	☐ Fatigue
☐ Stress au travail	☐ Odeurs/ Parfums
☐ Strss à la maison	☐ Motion
☐ Repas sautés	☐ Fatigue des yeux
☐ Anxiété	☐ _______________

Mesures d'allègement

Médicament	
L'eau	
Sommeil	
Exercer	
Autres	
Autres	

Notes: _______________

Livre de bord de la migraine

Livre de bord de la migraine

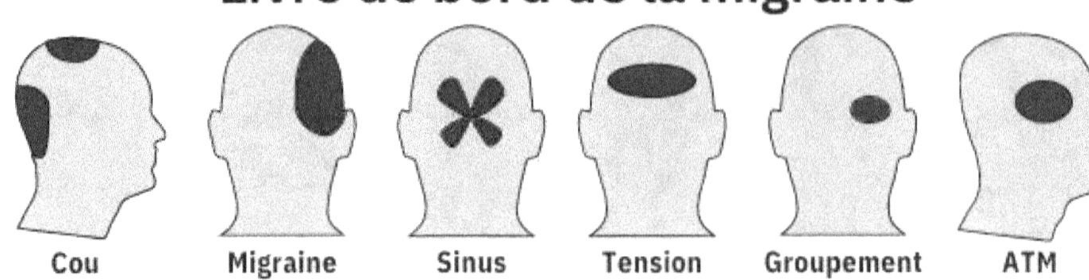

DATE: _____________   TEMPS [ ]: _________   _________

Sévérité de la douleur

1	2	3	4	5	6	7	8	9	10

Déclencheurs

☐ La faim   ☐ Insomnie

☐ Lumières vives   ☐ Maladie

☐ Café   ☐ Fatigue

☐ Stress au travail   ☐ Odeurs/ Parfums

☐ Strss à la maison   ☐ Motion

☐ Repas sautés   ☐ Fatigue des yeux

☐ Anxiété   ☐ _____________

Mesures d'allègement

Médicament	
L'eau	
Sommeil	
Exercer	
Autres	
Autres	

Notes: _______________________

Livre de bord de la migraine

Livre de bord de la migraine

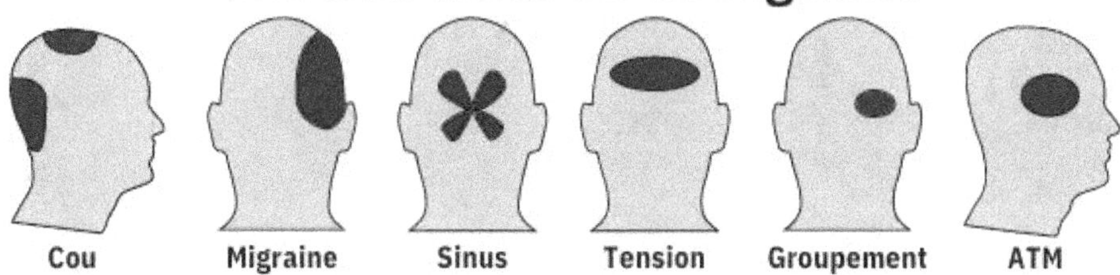

| Cou | Migraine | Sinus | Tension | Groupement | ATM |

DATE: _______________ **TEMPS [ ]:** _______________

☐ ☐ ☐ ☐ ☐ ☐

Sévérité de la douleur

1	2	3	4	5	6	7	8	9	10

Déclencheurs

☐ La faim ☐ Insomnie

☐ Lumières vives ☐ Maladie

☐ Café ☐ Fatigue

☐ Stress au travail ☐ Odeurs/ Parfums

☐ Strss à la maison ☐ Motion

☐ Repas sautés ☐ Fatigue des yeux

☐ Anxiété ☐ _______________

Mesures d'allègement

Médicament	
L'eau	
Sommeil	
Exercer	
Autres	
Autres	

Notes: _______________

Livre de bord de la migraine

Livre de bord de la migraine

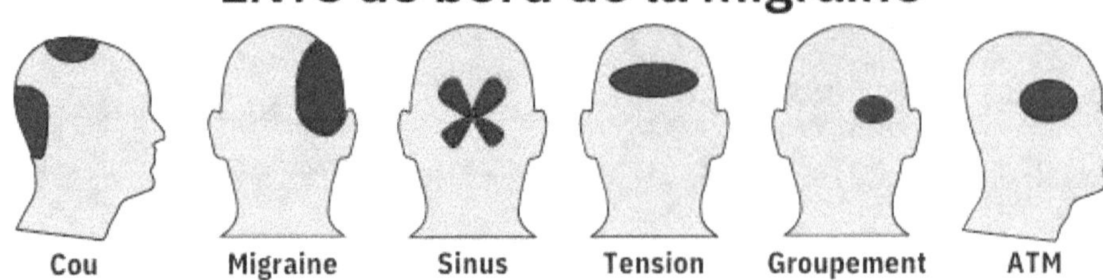

DATE: _______________   TEMPS [ ]: _______________   _______________

Sévérité de la douleur

1	2	3	4	5	6	7	8	9	10

Déclencheurs

- ☐ La faim
- ☐ Lumières vives
- ☐ Café
- ☐ Stress au travail
- ☐ Strss à la maison
- ☐ Repas sautés
- ☐ Anxiété

- ☐ Insomnie
- ☐ Maladie
- ☐ Fatigue
- ☐ Odeurs/ Parfums
- ☐ Motion
- ☐ Fatigue des yeux
- ☐ _______________

Mesures d'allègement

Médicament	
L'eau	
Sommeil	
Exercer	
Autres	
Autres	

Notes: _______________

Livre de bord de la migraine

Livre de bord de la migraine

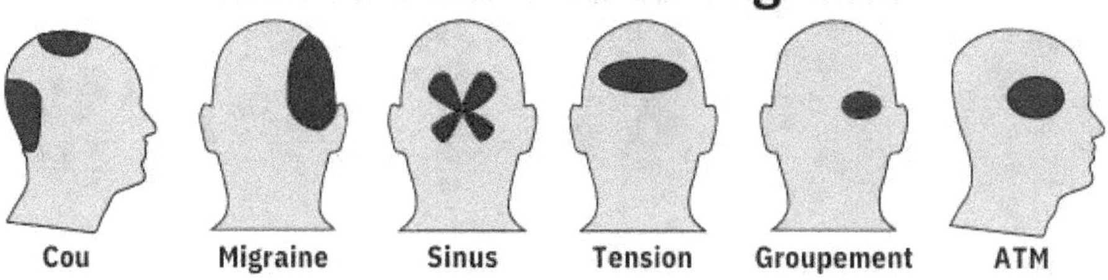

DATE: _______________   TEMPS [ ]: _______________ _______________

Sévérité de la douleur

1	2	3	4	5	6	7	8	9	10

Déclencheurs

☐ La faim ☐ Insomnie

☐ Lumières vives ☐ Maladie

☐ Café ☐ Fatigue

☐ Stress au travail ☐ Odeurs/ Parfums

☐ Strss à la maison ☐ Motion

☐ Repas sautés ☐ Fatigue des yeux

☐ Anxiété ☐ _______________

Mesures d'allègement

Médicament	
L'eau	
Sommeil	
Exercer	
Autres	
Autres	

Notes: _______________

Livre de bord de la migraine

Livre de bord de la migraine

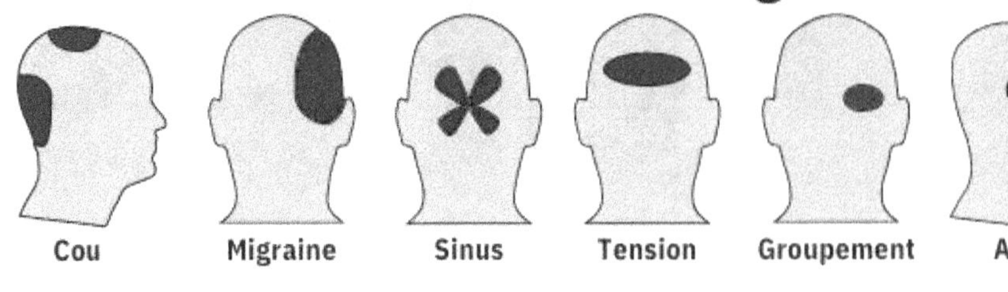

DATE: _______________   TEMPS [ ]: _______________

Sévérité de la douleur

1	2	3	4	5	6	7	8	9	10

Déclencheurs

- ☐ La faim
- ☐ Lumières vives
- ☐ Café
- ☐ Stress au travail
- ☐ Strss à la maison
- ☐ Repas sautés
- ☐ Anxiété

- ☐ Insomnie
- ☐ Maladie
- ☐ Fatigue
- ☐ Odeurs/ Parfums
- ☐ Motion
- ☐ Fatigue des yeux
- ☐ _______________

Mesures d'allègement

Médicament	
L'eau	
Sommeil	
Exercer	
Autres	
Autres	

Notes: _______________

Livre de bord de la migraine

Livre de bord de la migraine

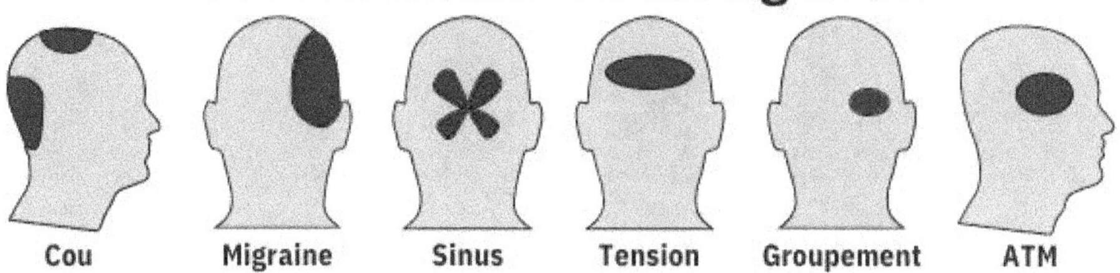

DATE: _______________ TEMPS [ ]: _______________

Sévérité de la douleur

1	2	3	4	5	6	7	8	9	10

Déclencheurs

- ☐ La faim
- ☐ Lumières vives
- ☐ Café
- ☐ Stress au travail
- ☐ Strss à la maison
- ☐ Repas sautés
- ☐ Anxiété

- ☐ Insomnie
- ☐ Maladie
- ☐ Fatigue
- ☐ Odeurs/ Parfums
- ☐ Motion
- ☐ Fatigue des yeux
- ☐ _______________

Mesures d'allègement

Médicament	
L'eau	
Sommeil	
Exercer	
Autres	
Autres	

Notes: _______________

Livre de bord de la migraine

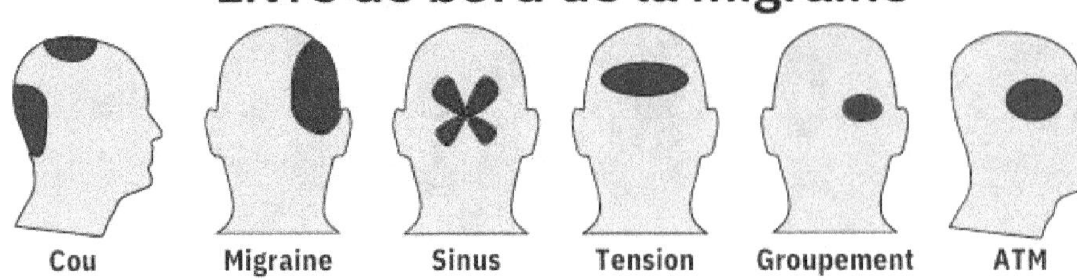

DATE: _______________   TEMPS [ ]: _______________   _______________

Sévérité de la douleur

1	2	3	4	5	6	7	8	9	10

Déclencheurs

- ☐ La faim
- ☐ Lumières vives
- ☐ Café
- ☐ Stress au travail
- ☐ Strss à la maison
- ☐ Repas sautés
- ☐ Anxiété

- ☐ Insomnie
- ☐ Maladie
- ☐ Fatigue
- ☐ Odeurs/ Parfums
- ☐ Motion
- ☐ Fatigue des yeux
- ☐ _______________

Mesures d'allègement

Médicament	
L'eau	
Sommeil	
Exercer	
Autres	
Autres	

Notes: _______________

Livre de bord de la migraine

Livre de bord de la migraine

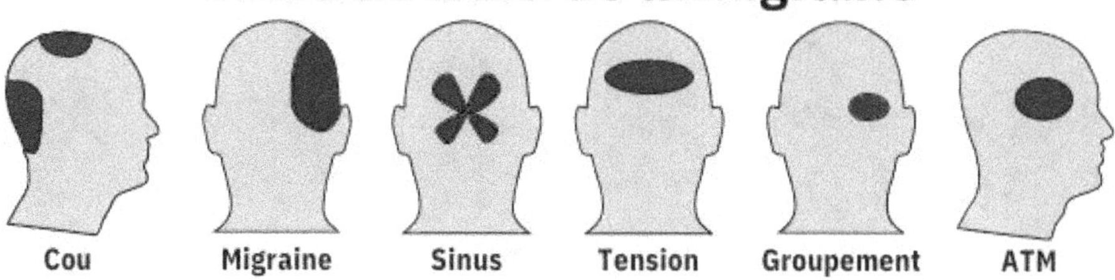

DATE: _______________   TEMPS [ ]: _______________

Sévérité de la douleur

1	2	3	4	5	6	7	8	9	10

Déclencheurs

☐ La faim	☐ Insomnie
☐ Lumières vives	☐ Maladie
☐ Café	☐ Fatigue
☐ Stress au travail	☐ Odeurs/ Parfums
☐ Strss à la maison	☐ Motion
☐ Repas sautés	☐ Fatigue des yeux
☐ Anxiété	☐ _______________

Mesures d'allègement

Médicament	
L'eau	
Sommeil	
Exercer	
Autres	
Autres	

Notes: _______________

Livre de bord de la migraine

Livre de bord de la migraine

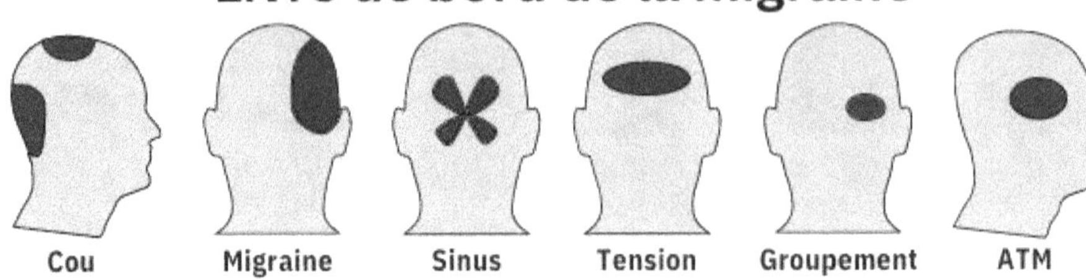

DATE: ______________   TEMPS [ ]: ___________ ___________

Sévérité de la douleur

1	2	3	4	5	6	7	8	9	10

Déclencheurs

- ☐ La faim
- ☐ Lumières vives
- ☐ Café
- ☐ Stress au travail
- ☐ Strss à la maison
- ☐ Repas sautés
- ☐ Anxiété

- ☐ Insomnie
- ☐ Maladie
- ☐ Fatigue
- ☐ Odeurs/ Parfums
- ☐ Motion
- ☐ Fatigue des yeux
- ☐ ______________

Mesures d'allègement

Médicament	
L'eau	
Sommeil	
Exercer	
Autres	
Autres	

Notes: ______________

Livre de bord de la migraine

Livre de bord de la migraine

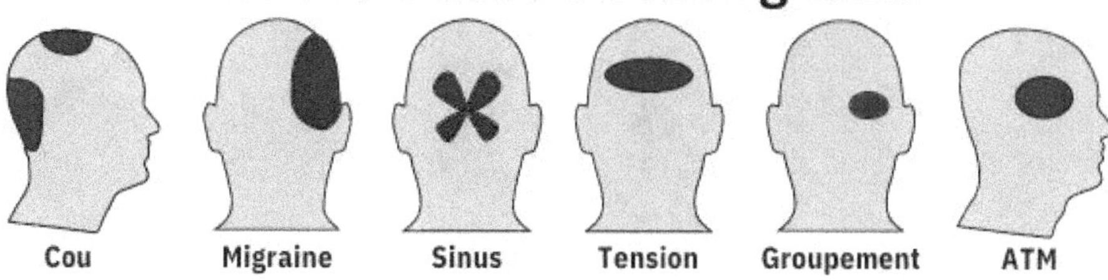

DATE: ________________   TEMPS [ ]: ________________   ________________

Sévérité de la douleur

1	2	3	4	5	6	7	8	9	10

Déclencheurs

- ☐ La faim
- ☐ Lumières vives
- ☐ Café
- ☐ Stress au travail
- ☐ Strss à la maison
- ☐ Repas sautés
- ☐ Anxiété

- ☐ Insomnie
- ☐ Maladie
- ☐ Fatigue
- ☐ Odeurs/ Parfums
- ☐ Motion
- ☐ Fatigue des yeux
- ☐ ________________

Mesures d'allègement

Médicament	
L'eau	
Sommeil	
Exercer	
Autres	
Autres	

Notes: ________________

Livre de bord de la migraine

Livre de bord de la migraine

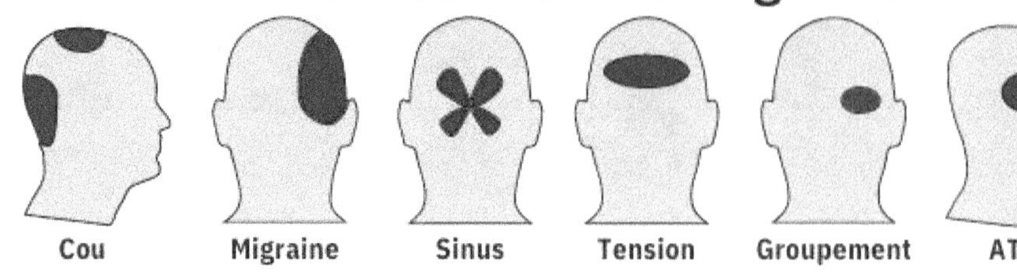

DATE: _____________   TEMPS [ ]: _____________

Sévérité de la douleur

1	2	3	4	5	6	7	8	9	10

Déclencheurs

- ☐ La faim
- ☐ Lumières vives
- ☐ Café
- ☐ Stress au travail
- ☐ Strss à la maison
- ☐ Repas sautés
- ☐ Anxiété
- ☐ Insomnie
- ☐ Maladie
- ☐ Fatigue
- ☐ Odeurs/ Parfums
- ☐ Motion
- ☐ Fatigue des yeux
- ☐ _____________

Mesures d'allègement

Médicament	
L'eau	
Sommeil	
Exercer	
Autres	
Autres	

Notes: _____________

Livre de bord de la migraine

Livre de bord de la migraine

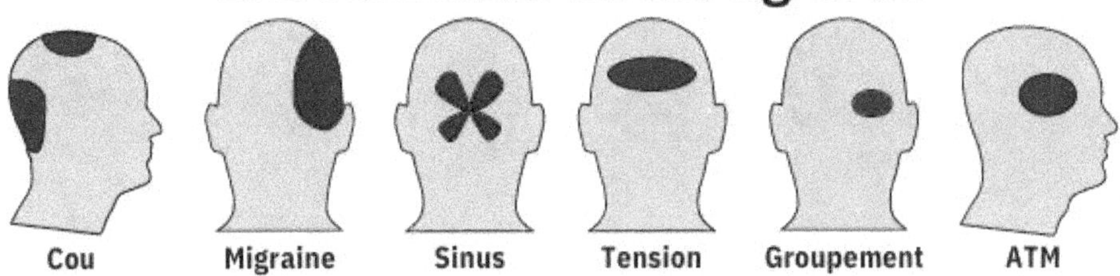

DATE: _______________   TEMPS [ ]: _______________   _______________

Sévérité de la douleur

1	2	3	4	5	6	7	8	9	10

Déclencheurs

☐ La faim   ☐ Insomnie

☐ Lumières vives   ☐ Maladie

☐ Café   ☐ Fatigue

☐ Stress au travail   ☐ Odeurs/ Parfums

☐ Strss à la maison   ☐ Motion

☐ Repas sautés   ☐ Fatigue des yeux

☐ Anxiété   ☐ _______________

Mesures d'allègement

Médicament	
L'eau	
Sommeil	
Exercer	
Autres	
Autres	

Notes: _______________

Livre de bord de la migraine

Livre de bord de la migraine

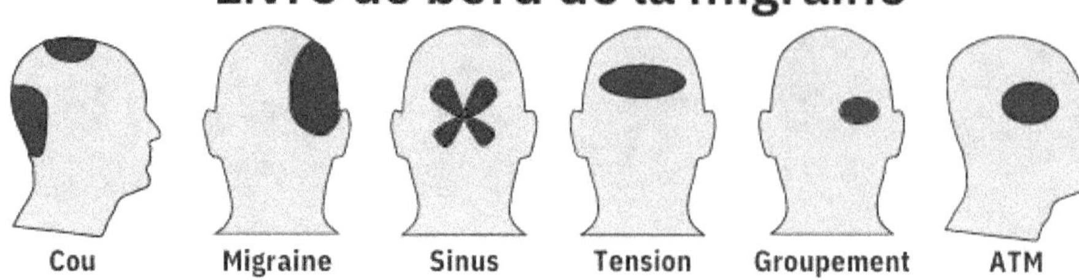

DATE: ______________ TEMPS [ ]: ______________ ______________

Sévérité de la douleur

1	2	3	4	5	6	7	8	9	10

Déclencheurs

- ☐ La faim
- ☐ Lumières vives
- ☐ Café
- ☐ Stress au travail
- ☐ Strss à la maison
- ☐ Repas sautés
- ☐ Anxiété

- ☐ Insomnie
- ☐ Maladie
- ☐ Fatigue
- ☐ Odeurs/ Parfums
- ☐ Motion
- ☐ Fatigue des yeux
- ☐ ______________

Mesures d'allègement

Médicament	
L'eau	
Sommeil	
Exercer	
Autres	
Autres	

Notes: ______________

Livre de bord de la migraine

Livre de bord de la migraine

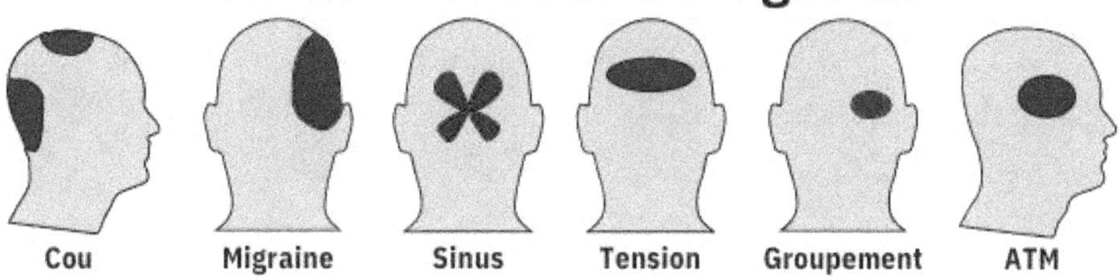

DATE: _______________   TEMPS [ ]: _______________

Sévérité de la douleur

1	2	3	4	5	6	7	8	9	10

Déclencheurs

☐ La faim   ☐ Insomnie

☐ Lumières vives   ☐ Maladie

☐ Café   ☐ Fatigue

☐ Stress au travail   ☐ Odeurs/ Parfums

☐ Strss à la maison   ☐ Motion

☐ Repas sautés   ☐ Fatigue des yeux

☐ Anxiété   ☐ _______________

Mesures d'allègement

Médicament	
L'eau	
Sommeil	
Exercer	
Autres	
Autres	

Notes: _______________

Livre de bord de la migraine

Livre de bord de la migraine

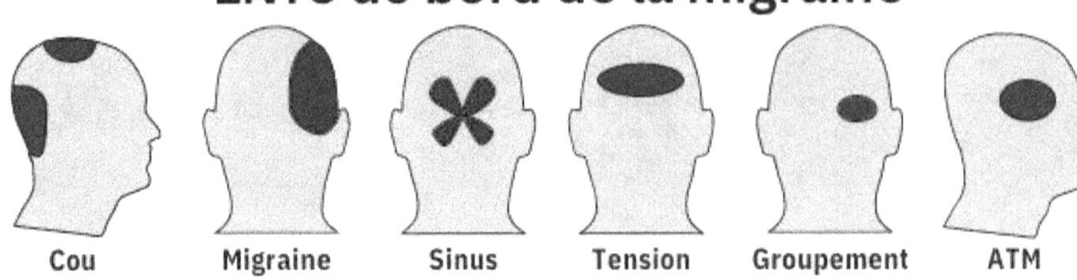

DATE: _______________   TEMPS [ ]: _____________   _____________

Sévérité de la douleur

1	2	3	4	5	6	7	8	9	10

Déclencheurs

- ☐ La faim
- ☐ Lumières vives
- ☐ Café
- ☐ Stress au travail
- ☐ Strss à la maison
- ☐ Repas sautés
- ☐ Anxiété

- ☐ Insomnie
- ☐ Maladie
- ☐ Fatigue
- ☐ Odeurs/ Parfums
- ☐ Motion
- ☐ Fatigue des yeux
- ☐ _______________

Mesures d'allègement

Médicament	
L'eau	
Sommeil	
Exercer	
Autres	
Autres	

Notes:

Livre de bord de la migraine

Livre de bord de la migraine

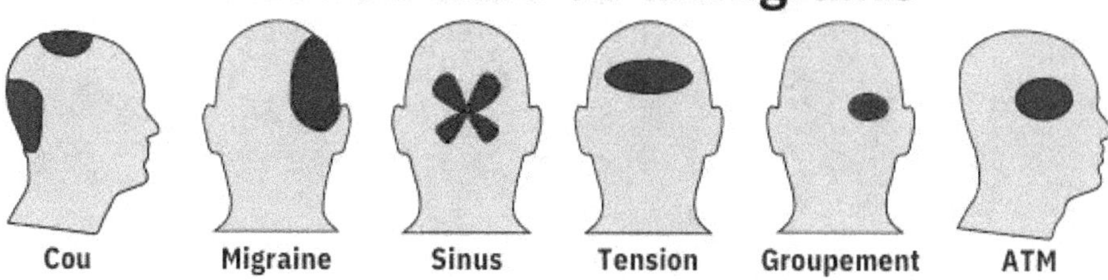

DATE: _______________   TEMPS [ ]: _______________ _______________

Sévérité de la douleur

1	2	3	4	5	6	7	8	9	10

Déclencheurs

- ☐ La faim
- ☐ Lumières vives
- ☐ Café
- ☐ Stress au travail
- ☐ Strss à la maison
- ☐ Repas sautés
- ☐ Anxiété

- ☐ Insomnie
- ☐ Maladie
- ☐ Fatigue
- ☐ Odeurs/ Parfums
- ☐ Motion
- ☐ Fatigue des yeux
- ☐ _______________

Mesures d'allègement

Médicament	
L'eau	
Sommeil	
Exercer	
Autres	
Autres	

Notes: _______________

Livre de bord de la migraine

Livre de bord de la migraine

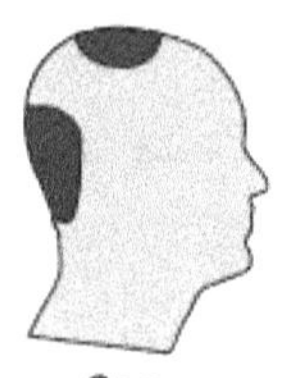 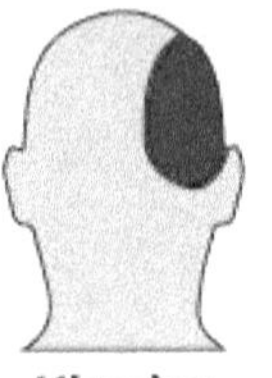 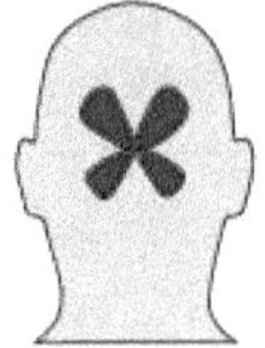 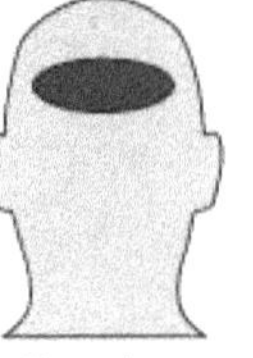 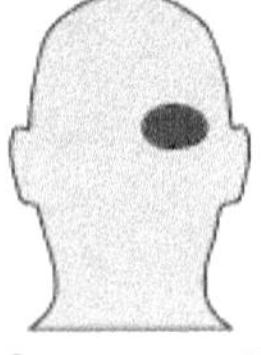 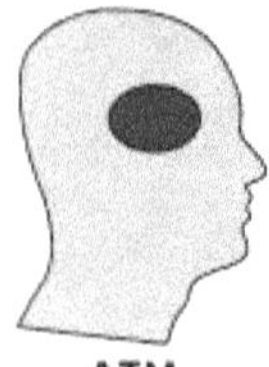

| Cou | Migraine | Sinus | Tension | Groupement | ATM |

DATE: _______________ **TEMPS [ ]:** _______________ _______________

☀ ☐ ☁ ☐ ⛅ ☐ 🌧 ☐ 🌧 ☐ 🌨 ☐ 🌡 _______

Sévérité de la douleur

1	2	3	4	5	6	7	8	9	10

Déclencheurs

☐ La faim	☐ Insomnie
☐ Lumières vives	☐ Maladie
☐ Café	☐ Fatigue
☐ Stress au travail	☐ Odeurs/ Parfums
☐ Strss à la maison	☐ Motion
☐ Repas sautés	☐ Fatigue des yeux
☐ Anxiété	☐ _______________

Mesures d'allègement

Médicament	
L'eau	
Sommeil	
Exercer	
Autres	
Autres	

Notes: _______________

Livre de bord de la migraine

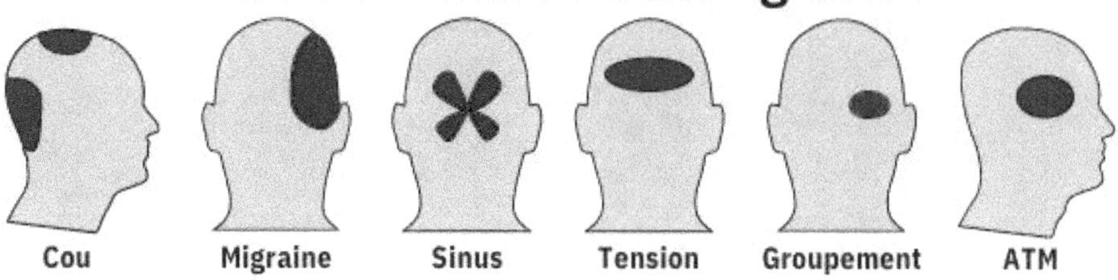

DATE: _______________   TEMPS [ ]: _______________

Sévérité de la douleur

1	2	3	4	5	6	7	8	9	10

Déclencheurs

☐ La faim ☐ Insomnie

☐ Lumières vives ☐ Maladie

☐ Café ☐ Fatigue

☐ Stress au travail ☐ Odeurs/ Parfums

☐ Strss à la maison ☐ Motion

☐ Repas sautés ☐ Fatigue des yeux

☐ Anxiété ☐ _______________

Mesures d'allègement

Médicament	
L'eau	
Sommeil	
Exercer	
Autres	
Autres	

Notes: _______________

Livre de bord de la migraine

Livre de bord de la migraine

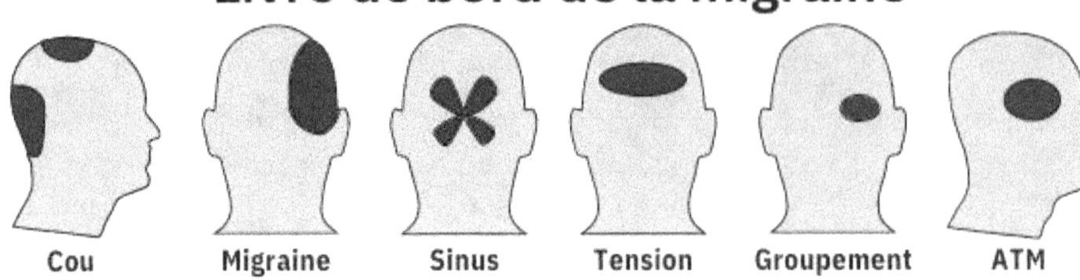

DATE: _______________   TEMPS [ ]: _______________   _______________

Sévérité de la douleur

1	2	3	4	5	6	7	8	9	10

Déclencheurs

☐ La faim	☐ Insomnie
☐ Lumières vives	☐ Maladie
☐ Café	☐ Fatigue
☐ Stress au travail	☐ Odeurs/ Parfums
☐ Strss à la maison	☐ Motion
☐ Repas sautés	☐ Fatigue des yeux
☐ Anxiété	☐ _______________

Mesures d'allègement

Médicament	
L'eau	
Sommeil	
Exercer	
Autres	
Autres	

Notes: _______________

Livre de bord de la migraine

Livre de bord de la migraine

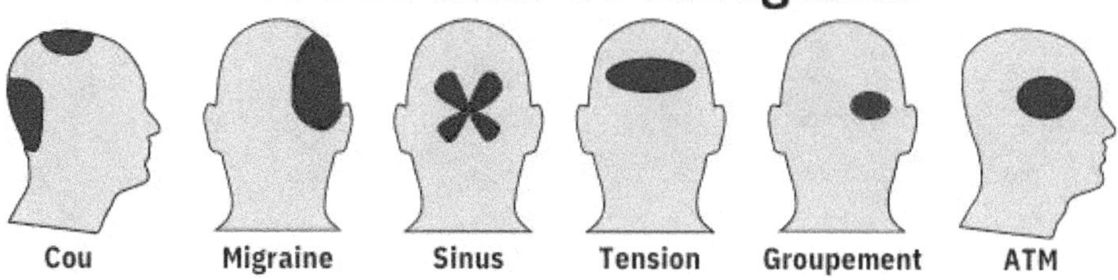

DATE: _______________   TEMPS [ ]: _______________

Sévérité de la douleur

1	2	3	4	5	6	7	8	9	10

Déclencheurs

- ☐ La faim
- ☐ Lumières vives
- ☐ Café
- ☐ Stress au travail
- ☐ Strss à la maison
- ☐ Repas sautés
- ☐ Anxiété

- ☐ Insomnie
- ☐ Maladie
- ☐ Fatigue
- ☐ Odeurs/ Parfums
- ☐ Motion
- ☐ Fatigue des yeux
- ☐ _______________

Mesures d'allègement

Médicament	
L'eau	
Sommeil	
Exercer	
Autres	
Autres	

Notes: _______________

Livre de bord de la migraine

Livre de bord de la migraine

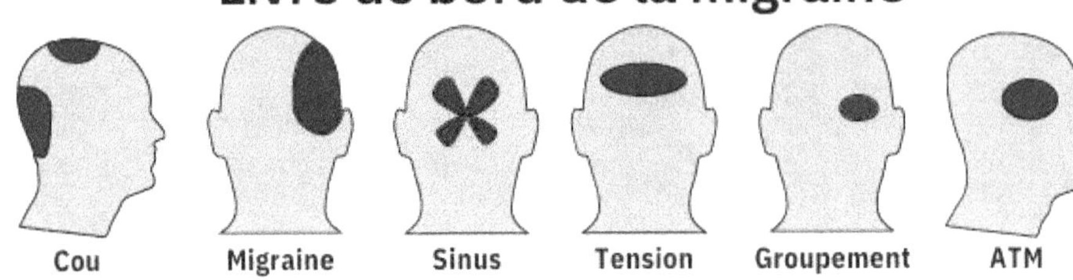

DATE: _______________   TEMPS [ ]: ___________ ___________

Sévérité de la douleur

1	2	3	4	5	6	7	8	9	10

Déclencheurs

☐ La faim
☐ Lumières vives
☐ Café
☐ Stress au travail
☐ Strss à la maison
☐ Repas sautés
☐ Anxiété

☐ Insomnie
☐ Maladie
☐ Fatigue
☐ Odeurs/ Parfums
☐ Motion
☐ Fatigue des yeux
☐ _______________

Mesures d'allègement

Médicament	
L'eau	
Sommeil	
Exercer	
Autres	
Autres	

Notes: _______________

Livre de bord de la migraine

Livre de bord de la migraine

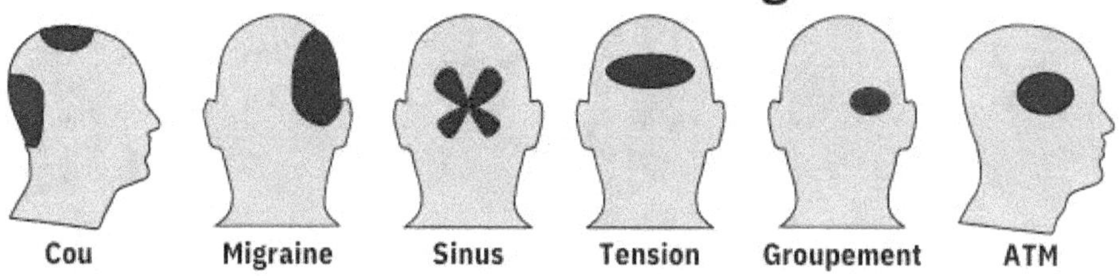

DATE: _______________   TEMPS [ ]: __________   __________

Sévérité de la douleur

1	2	3	4	5	6	7	8	9	10

Déclencheurs

- ☐ La faim
- ☐ Lumières vives
- ☐ Café
- ☐ Stress au travail
- ☐ Strss à la maison
- ☐ Repas sautés
- ☐ Anxiété

- ☐ Insomnie
- ☐ Maladie
- ☐ Fatigue
- ☐ Odeurs/ Parfums
- ☐ Motion
- ☐ Fatigue des yeux
- ☐ _______________

Mesures d'allègement

Médicament	
L'eau	
Sommeil	
Exercer	
Autres	
Autres	

Notes: _______________

Livre de bord de la migraine

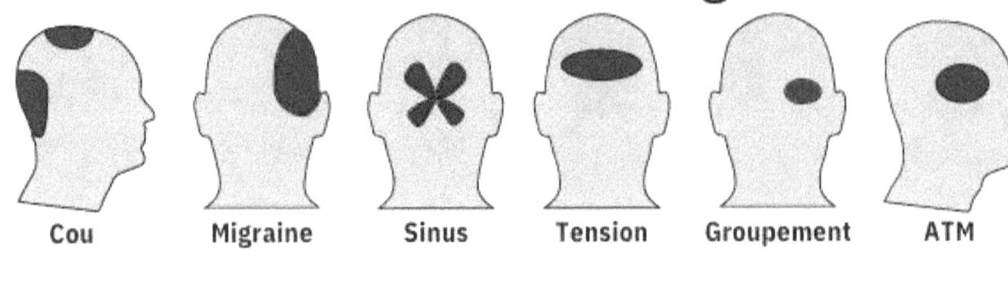

DATE: ______________ TEMPS [ ]: ______________

Sévérité de la douleur

1	2	3	4	5	6	7	8	9	10

Déclencheurs

- ☐ La faim
- ☐ Lumières vives
- ☐ Café
- ☐ Stress au travail
- ☐ Strss à la maison
- ☐ Repas sautés
- ☐ Anxiété

- ☐ Insomnie
- ☐ Maladie
- ☐ Fatigue
- ☐ Odeurs/ Parfums
- ☐ Motion
- ☐ Fatigue des yeux
- ☐ ______________

Mesures d'allègement

Médicament	
L'eau	
Sommeil	
Exercer	
Autres	
Autres	

Notes: ______________

Livre de bord de la migraine

Livre de bord de la migraine

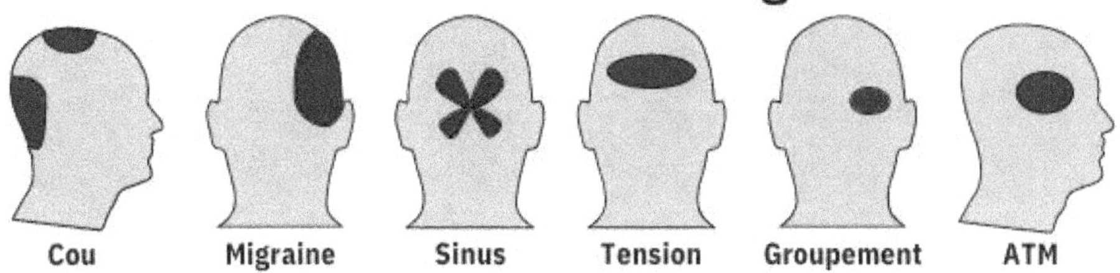

DATE: _______________   TEMPS [ ]: __________ __________

☐	☐	☐	☐	☐	☐	

Sévérité de la douleur

1	2	3	4	5	6	7	8	9	10

Déclencheurs

☐ La faim	☐ Insomnie
☐ Lumières vives	☐ Maladie
☐ Café	☐ Fatigue
☐ Stress au travail	☐ Odeurs/ Parfums
☐ Strss à la maison	☐ Motion
☐ Repas sautés	☐ Fatigue des yeux
☐ Anxiété	☐ ________________

Mesures d'allègement

Médicament	
L'eau	
Sommeil	
Exercer	
Autres	
Autres	

Notes: ______________________________________

Livre de bord de la migraine

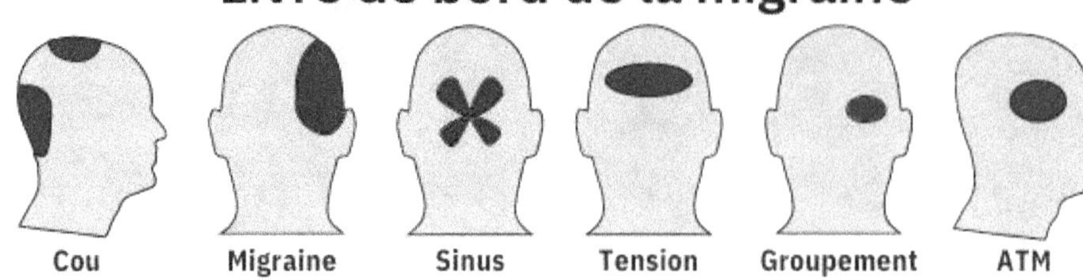

DATE: _______________   TEMPS [ ]: _____________ __________

☐   ☐   ☐   ☐   ☐   ☐

Sévérité de la douleur

| 1 | 2 | 3 | 4 | 5 | 6 | 7 | 8 | 9 | 10 |

Déclencheurs

☐ La faim   ☐ Insomnie

☐ Lumières vives   ☐ Maladie

☐ Café   ☐ Fatigue

☐ Stress au travail   ☐ Odeurs/ Parfums

☐ Strss à la maison   ☐ Motion

☐ Repas sautés   ☐ Fatigue des yeux

☐ Anxiété   ☐ _______________

Mesures d'allègement

Médicament	
L'eau	
Sommeil	
Exercer	
Autres	
Autres	

Notes: _______________________

Livre de bord de la migraine

Livre de bord de la migraine

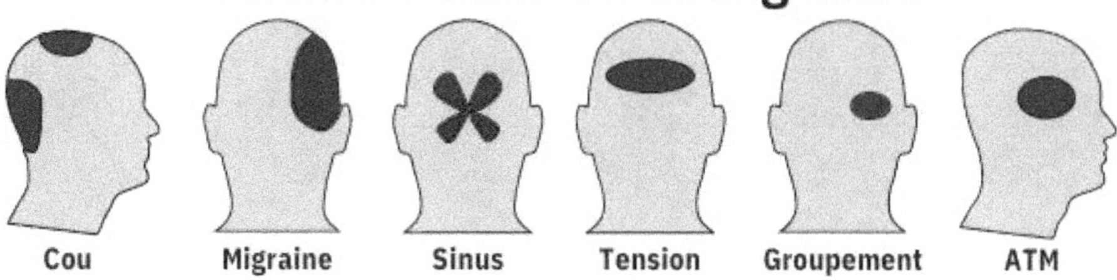

DATE: _______________   TEMPS [ ]: _______________

□ ☀   □ ⛅   □ 🌤   □ 🌧   □ 🌦   □ 🌨   🌡 _______

Sévérité de la douleur

1	2	3	4	5	6	7	8	9	10

Déclencheurs

□ La faim		□ Insomnie	
□ Lumières vives		□ Maladie	
□ Café		□ Fatigue	
□ Stress au travail		□ Odeurs/ Parfums	
□ Strss à la maison		□ Motion	
□ Repas sautés		□ Fatigue des yeux	
□ Anxiété		□ _______________	

Mesures d'allègement

Médicament	
L'eau	
Sommeil	
Exercer	
Autres	
Autres	

Notes: _______________

Livre de bord de la migraine

Livre de bord de la migraine

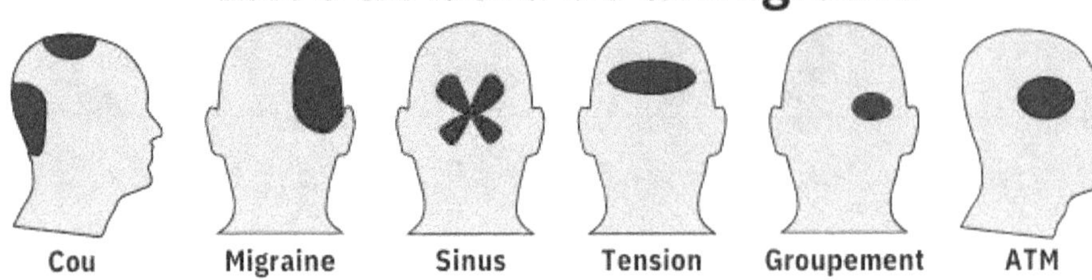

DATE: ________________   TEMPS [ ]: __________   __________

Sévérité de la douleur

1	2	3	4	5	6	7	8	9	10

Déclencheurs

- ☐ La faim
- ☐ Lumières vives
- ☐ Café
- ☐ Stress au travail
- ☐ Strss à la maison
- ☐ Repas sautés
- ☐ Anxiété
- ☐ Insomnie
- ☐ Maladie
- ☐ Fatigue
- ☐ Odeurs/ Parfums
- ☐ Motion
- ☐ Fatigue des yeux
- ☐ ________________

Mesures d'allègement

Médicament	
L'eau	
Sommeil	
Exercer	
Autres	
Autres	

Notes: ________________

Livre de bord de la migraine

Livre de bord de la migraine

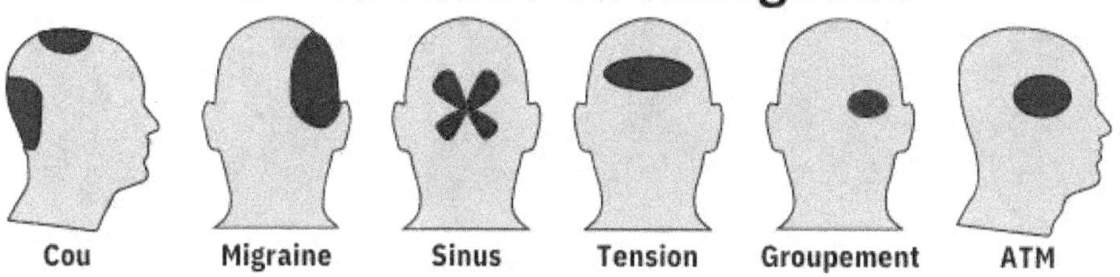

DATE: _______________ TEMPS [ ]: __________ __________

Sévérité de la douleur

1	2	3	4	5	6	7	8	9	10

Déclencheurs

☐ La faim	☐ Insomnie
☐ Lumières vives	☐ Maladie
☐ Café	☐ Fatigue
☐ Stress au travail	☐ Odeurs/ Parfums
☐ Strss à la maison	☐ Motion
☐ Repas sautés	☐ Fatigue des yeux
☐ Anxiété	☐ _______________

Mesures d'allègement

Médicament	
L'eau	
Sommeil	
Exercer	
Autres	
Autres	

Notes: ____

Livre de bord de la migraine

Livre de bord de la migraine

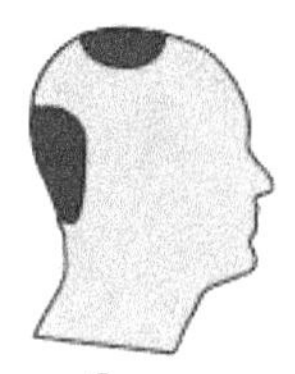

Cou

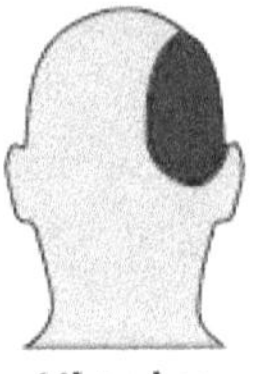

Migraine

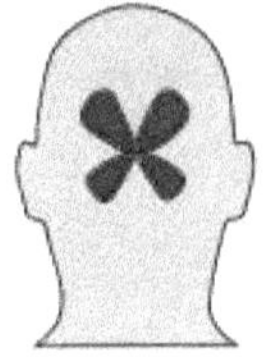

Sinus

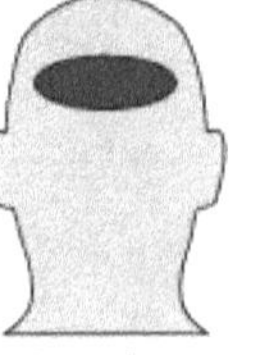

Tension

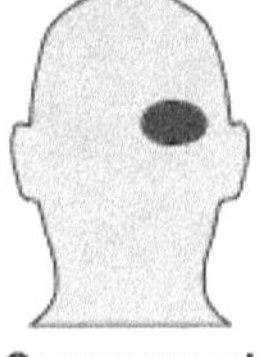

Groupement

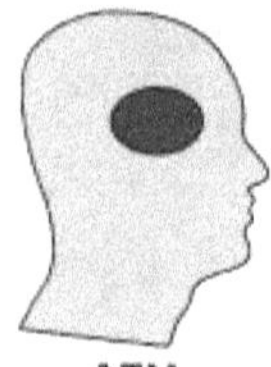

ATM

DATE: __________   **TEMPS [ ]:** __________   __________

Sévérité de la douleur

1	2	3	4	5	6	7	8	9	10

Déclencheurs

☐ La faim	☐ Insomnie
☐ Lumières vives	☐ Maladie
☐ Café	☐ Fatigue
☐ Stress au travail	☐ Odeurs/ Parfums
☐ Strss à la maison	☐ Motion
☐ Repas sautés	☐ Fatigue des yeux
☐ Anxiété	☐ __________

Mesures d'allègement

Médicament	
L'eau	
Sommeil	
Exercer	
Autres	
Autres	

Notes: __________

Livre de bord de la migraine

Livre de bord de la migraine

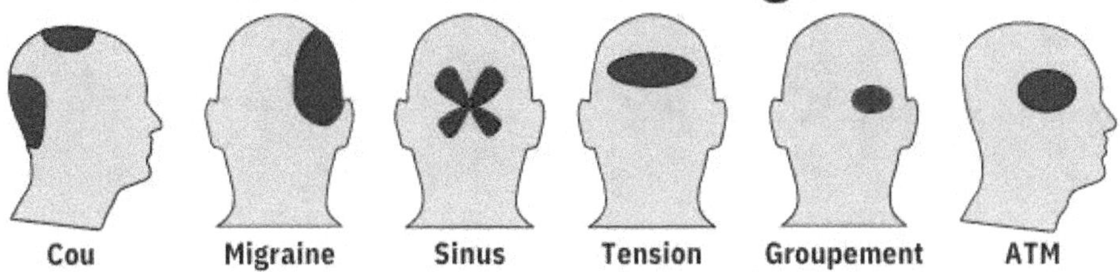

DATE: _______________   TEMPS [ ]: _______________

Sévérité de la douleur

1	2	3	4	5	6	7	8	9	10

Déclencheurs

☐ La faim		☐ Insomnie
☐ Lumières vives		☐ Maladie
☐ Café		☐ Fatigue
☐ Stress au travail		☐ Odeurs/ Parfums
☐ Strss à la maison		☐ Motion
☐ Repas sautés		☐ Fatigue des yeux
☐ Anxiété		☐ _______________

Mesures d'allègement

Médicament	
L'eau	
Sommeil	
Exercer	
Autres	
Autres	

Notes: _______________

Livre de bord de la migraine

Livre de bord de la migraine

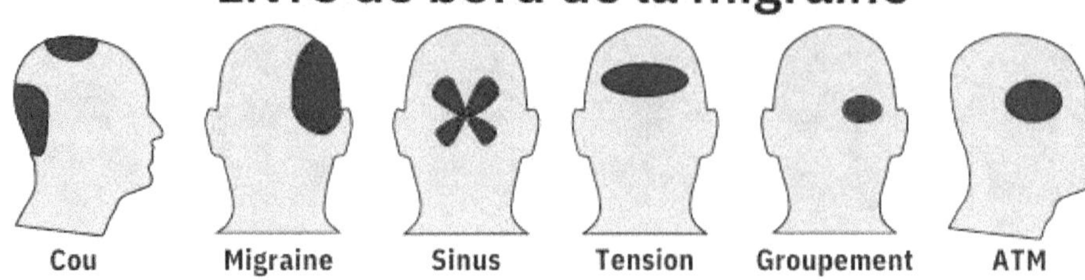

DATE: _______________ **TEMPS [ ]:** _____________ _____________

☐ ☐ ☐ ☐ ☐ ☐

Sévérité de la douleur

| 1 | 2 | 3 | 4 | 5 | 6 | 7 | 8 | 9 | 10 |

Déclencheurs

☐ La faim   ☐ Insomnie

☐ Lumières vives   ☐ Maladie

☐ Café   ☐ Fatigue

☐ Stress au travail   ☐ Odeurs/ Parfums

☐ Strss à la maison   ☐ Motion

☐ Repas sautés   ☐ Fatigue des yeux

☐ Anxiété   ☐ _______________

Mesures d'allègement

Médicament	
L'eau	
Sommeil	
Exercer	
Autres	
Autres	

Notes: _______________

Livre de bord de la migraine

Livre de bord de la migraine

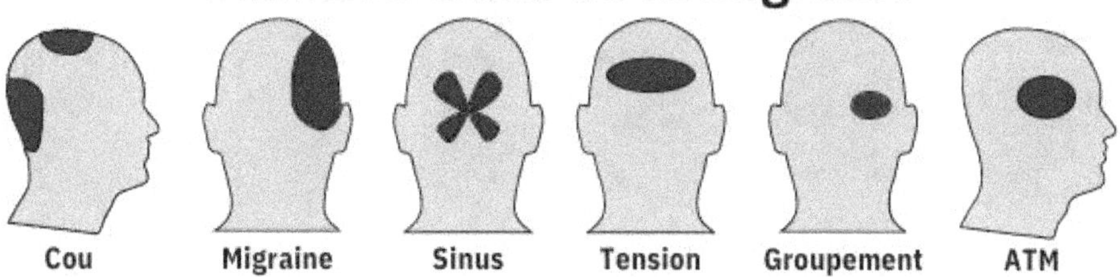

DATE: ______________   TEMPS [ ]: ______________

☐ ☐ ☐ ☐ ☐ ☐

Sévérité de la douleur

1	2	3	4	5	6	7	8	9	10

Déclencheurs

☐ La faim   ☐ Insomnie

☐ Lumières vives   ☐ Maladie

☐ Café   ☐ Fatigue

☐ Stress au travail ☐ Odeurs/ Parfums

☐ Strss à la maison ☐ Motion

☐ Repas sautés   ☐ Fatigue des yeux

☐ Anxiété   ☐ ______________

Mesures d'allègement

Médicament	
L'eau	
Sommeil	
Exercer	
Autres	
Autres	

Notes: ______________

Livre de bord de la migraine

Livre de bord de la migraine

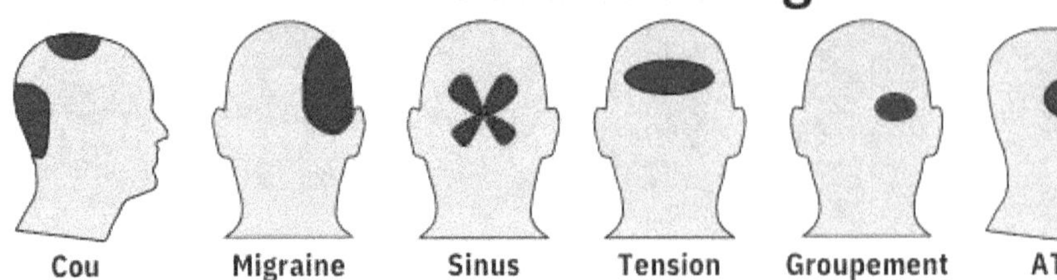

DATE: _______________   TEMPS [ ]: _______________

Sévérité de la douleur

1	2	3	4	5	6	7	8	9	10

Déclencheurs

☐ La faim   ☐ Insomnie

☐ Lumières vives   ☐ Maladie

☐ Café   ☐ Fatigue

☐ Stress au travail   ☐ Odeurs/ Parfums

☐ Strss à la maison   ☐ Motion

☐ Repas sautés   ☐ Fatigue des yeux

☐ Anxiété   ☐ _______________

Mesures d'allègement

Médicament	
L'eau	
Sommeil	
Exercer	
Autres	
Autres	

Notes: _______________

Livre de bord de la migraine

Livre de bord de la migraine

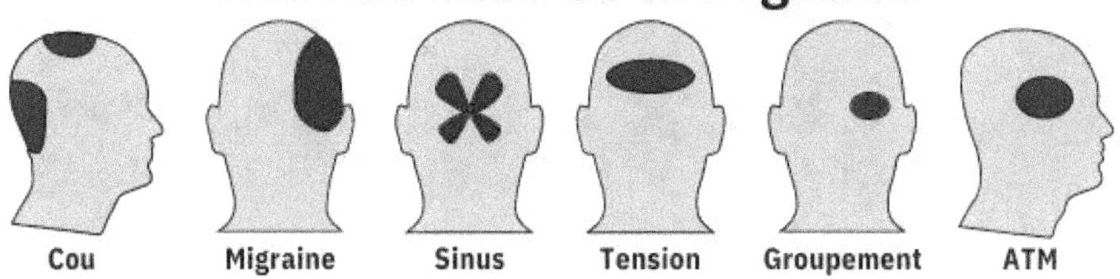

DATE: _______________   TEMPS [ ]: _______________   _______________

Sévérité de la douleur

1	2	3	4	5	6	7	8	9	10

Déclencheurs

☐ La faim ☐ Insomnie

☐ Lumières vives ☐ Maladie

☐ Café ☐ Fatigue

☐ Stress au travail ☐ Odeurs/ Parfums

☐ Strss à la maison ☐ Motion

☐ Repas sautés ☐ Fatigue des yeux

☐ Anxiété ☐ _______________

Mesures d'allègement

Médicament	
L'eau	
Sommeil	
Exercer	
Autres	
Autres	

Notes: _______________

Livre de bord de la migraine

Livre de bord de la migraine

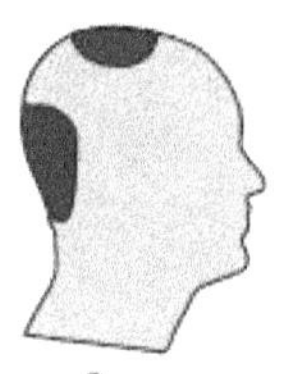
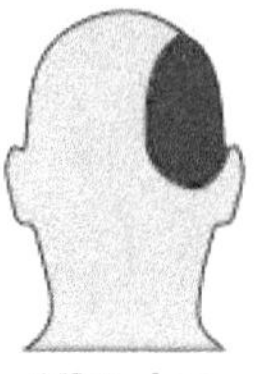
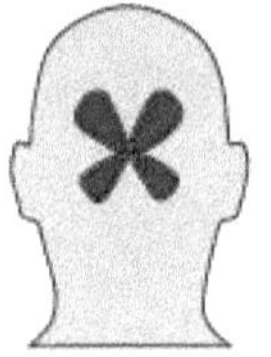
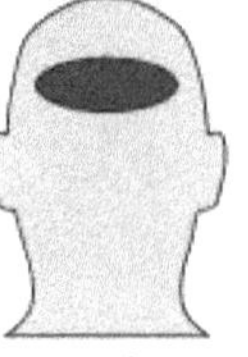
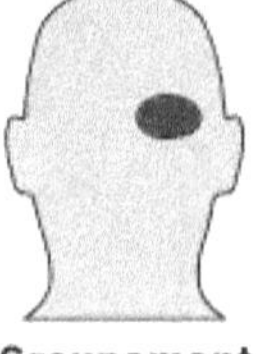
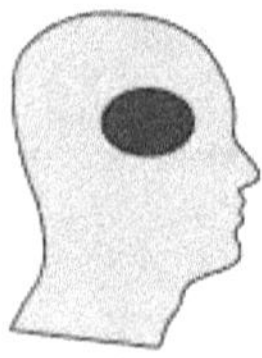

Cou	Migraine	Sinus	Tension	Groupement	ATM

DATE: __________________   **TEMPS [ ]:** __________________

Sévérité de la douleur

1	2	3	4	5	6	7	8	9	10

Déclencheurs

- ☐ La faim
- ☐ Lumières vives
- ☐ Café
- ☐ Stress au travail
- ☐ Strss à la maison
- ☐ Repas sautés
- ☐ Anxiété

- ☐ Insomnie
- ☐ Maladie
- ☐ Fatigue
- ☐ Odeurs/ Parfums
- ☐ Motion
- ☐ Fatigue des yeux
- ☐ __________________

Mesures d'allègement

Médicament	
L'eau	
Sommeil	
Exercer	
Autres	
Autres	

Notes: __________________

Livre de bord de la migraine

Livre de bord de la migraine

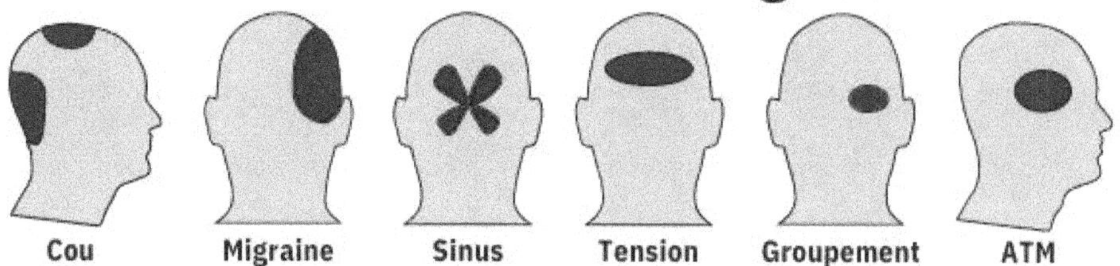

DATE: __________________   TEMPS [ ]: __________________

Sévérité de la douleur

1	2	3	4	5	6	7	8	9	10

Déclencheurs

☐ La faim		☐ Insomnie	
☐ Lumières vives		☐ Maladie	
☐ Café		☐ Fatigue	
☐ Stress au travail		☐ Odeurs/ Parfums	
☐ Strss à la maison		☐ Motion	
☐ Repas sautés		☐ Fatigue des yeux	
☐ Anxiété		☐ __________________	

Mesures d'allègement

Médicament	
L'eau	
Sommeil	
Exercer	
Autres	
Autres	

Notes: __________________

Livre de bord de la migraine

Livre de bord de la migraine

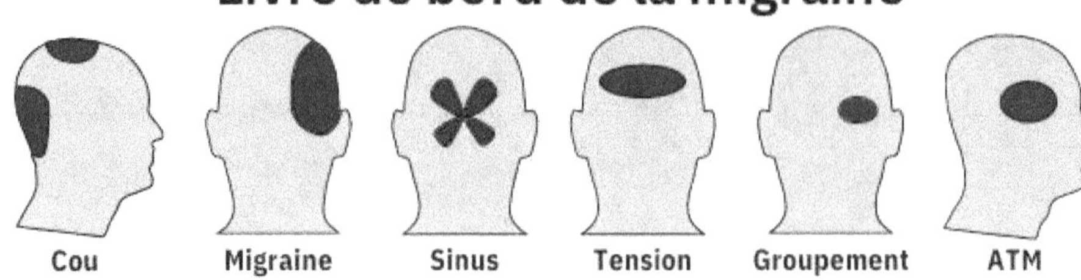

DATE: _______________   TEMPS [ ]: ___________   ___________

Sévérité de la douleur

1	2	3	4	5	6	7	8	9	10

Déclencheurs

- ☐ La faim
- ☐ Lumières vives
- ☐ Café
- ☐ Stress au travail
- ☐ Strss à la maison
- ☐ Repas sautés
- ☐ Anxiété

- ☐ Insomnie
- ☐ Maladie
- ☐ Fatigue
- ☐ Odeurs/ Parfums
- ☐ Motion
- ☐ Fatigue des yeux
- ☐ _______________

Mesures d'allègement

Médicament	
L'eau	
Sommeil	
Exercer	
Autres	
Autres	

Notes: _______________

Livre de bord de la migraine

Livre de bord de la migraine

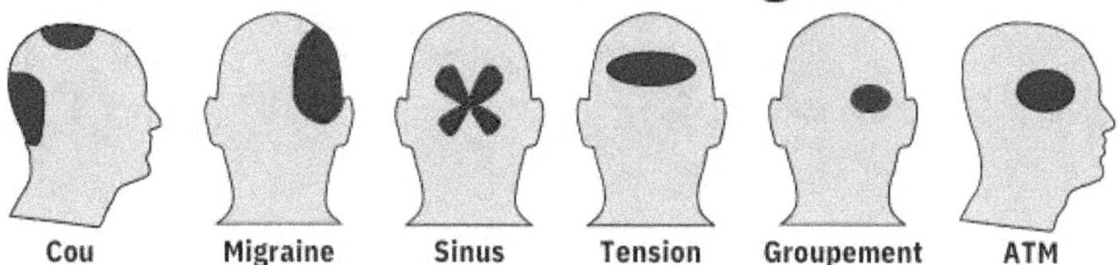

DATE: ________________   TEMPS [ ]: __________   __________

☐   ☐   ☐   ☐   ☐   ☐   🌡 __________

Sévérité de la douleur

1	2	3	4	5	6	7	8	9	10

Déclencheurs

☐ La faim		☐ Insomnie
☐ Lumières vives		☐ Maladie
☐ Café		☐ Fatigue
☐ Stress au travail		☐ Odeurs/ Parfums
☐ Strss à la maison		☐ Motion
☐ Repas sautés		☐ Fatigue des yeux
☐ Anxiété		☐ __________

Mesures d'allègement

Médicament	
L'eau	
Sommeil	
Exercer	
Autres	
Autres	

Notes: __________________________________

Livre de bord de la migraine

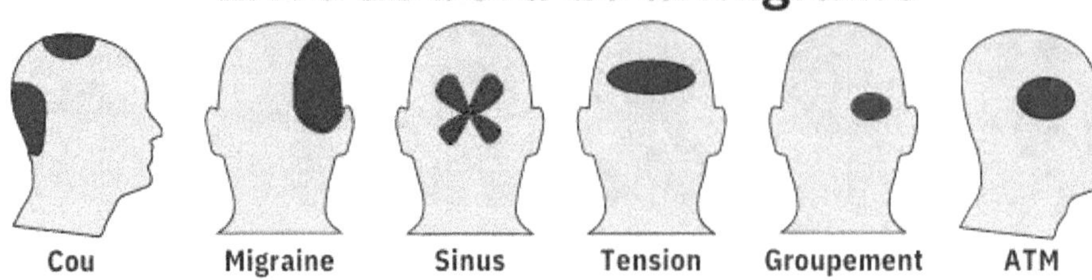

DATE: _______________   TEMPS [ ]: _______________   _______________

☐   ☐   ☐   ☐   ☐   ☐

Sévérité de la douleur

1	2	3	4	5	6	7	8	9	10

Déclencheurs

☐ La faim	☐ Insomnie
☐ Lumières vives	☐ Maladie
☐ Café	☐ Fatigue
☐ Stress au travail	☐ Odeurs/ Parfums
☐ Strss à la maison	☐ Motion
☐ Repas sautés	☐ Fatigue des yeux
☐ Anxiété	☐ _______________

Mesures d'allègement

Médicament	
L'eau	
Sommeil	
Exercer	
Autres	
Autres	

Notes: _______________

Livre de bord de la migraine

Livre de bord de la migraine

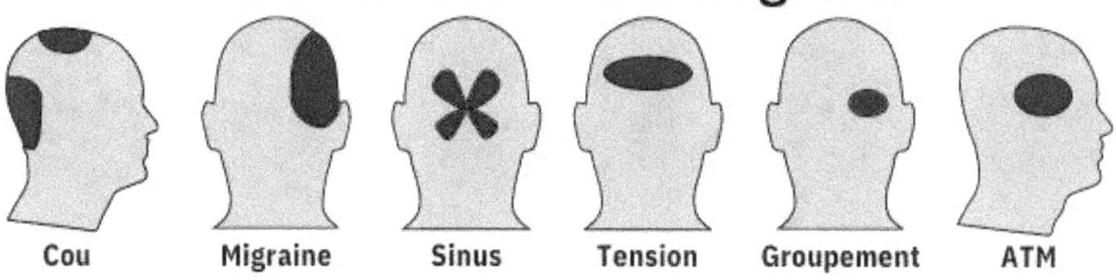

DATE: _______________ TEMPS [ ]: _____________ ____________

Sévérité de la douleur

1	2	3	4	5	6	7	8	9	10

Déclencheurs

- ☐ La faim
- ☐ Lumières vives
- ☐ Café
- ☐ Stress au travail
- ☐ Strss à la maison
- ☐ Repas sautés
- ☐ Anxiété

- ☐ Insomnie
- ☐ Maladie
- ☐ Fatigue
- ☐ Odeurs/ Parfums
- ☐ Motion
- ☐ Fatigue des yeux
- ☐ _______________

Mesures d'allègement

Médicament	
L'eau	
Sommeil	
Exercer	
Autres	
Autres	

Notes: _______________

Livre de bord de la migraine

Livre de bord de la migraine

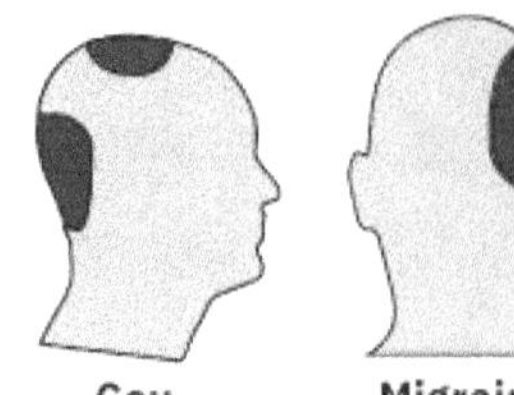

| Cou | Migraine | Sinus | Tension | Groupement | ATM |

DATE: _______________   **TEMPS [ ]:** _______________

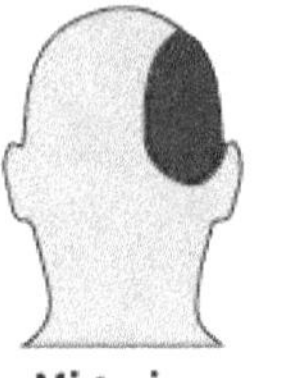 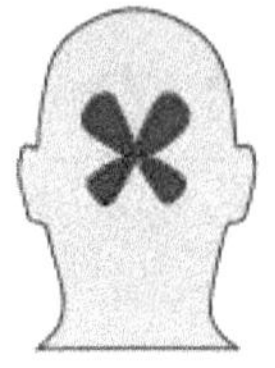 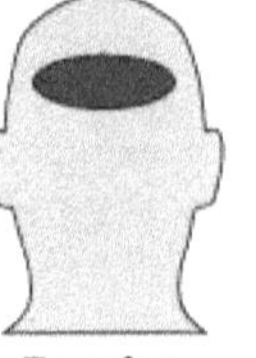 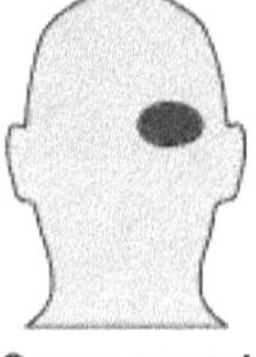 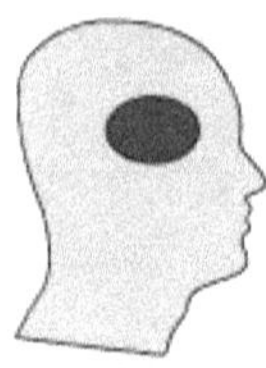

☐   ☐   ☐   ☐   ☐   ☐

Sévérité de la douleur

1	2	3	4	5	6	7	8	9	10

Déclencheurs

☐ La faim	☐ Insomnie
☐ Lumières vives	☐ Maladie
☐ Café	☐ Fatigue
☐ Stress au travail	☐ Odeurs/ Parfums
☐ Strss à la maison	☐ Motion
☐ Repas sautés	☐ Fatigue des yeux
☐ Anxiété	☐ _______________

Mesures d'allègement

Médicament	
L'eau	
Sommeil	
Exercer	
Autres	
Autres	

Notes: _______________

Livre de bord de la migraine

Livre de bord de la migraine

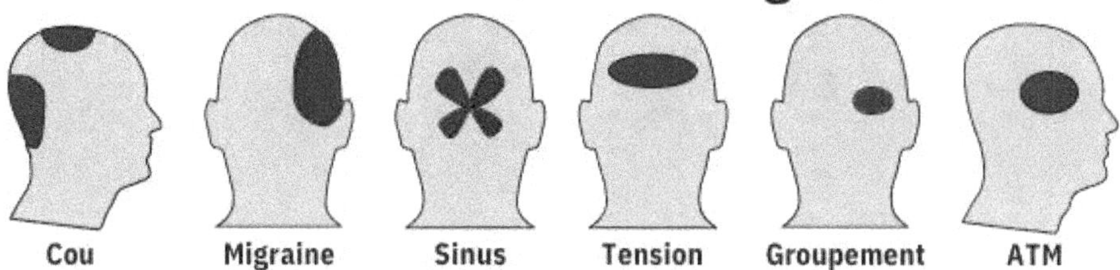

DATE: ___________   TEMPS [ ]: ___________

Sévérité de la douleur

1	2	3	4	5	6	7	8	9	10

Déclencheurs

☐ La faim	☐ Insomnie
☐ Lumières vives	☐ Maladie
☐ Café	☐ Fatigue
☐ Stress au travail	☐ Odeurs/ Parfums
☐ Strss à la maison	☐ Motion
☐ Repas sautés	☐ Fatigue des yeux
☐ Anxiété	☐ __________

Mesures d'allègement

Médicament	
L'eau	
Sommeil	
Exercer	
Autres	
Autres	

Notes: ___________

Livre de bord de la migraine

Livre de bord de la migraine

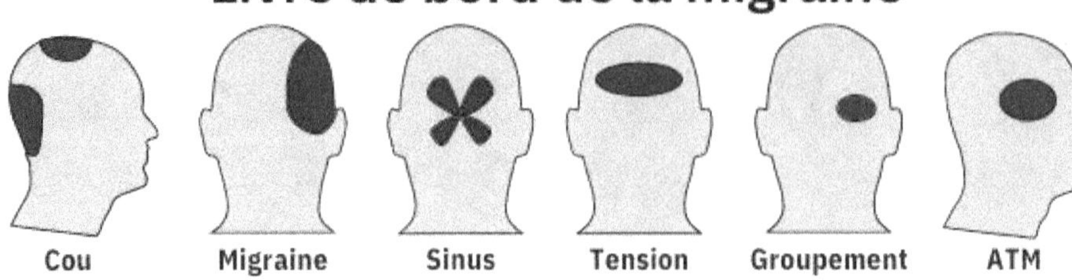

DATE: _______________   TEMPS [ ]: _______________   _______________

Sévérité de la douleur

1	2	3	4	5	6	7	8	9	10

Déclencheurs

☐ La faim	☐ Insomnie
☐ Lumières vives	☐ Maladie
☐ Café	☐ Fatigue
☐ Stress au travail	☐ Odeurs/ Parfums
☐ Strss à la maison	☐ Motion
☐ Repas sautés	☐ Fatigue des yeux
☐ Anxiété	☐ _______________

Mesures d'allègement

Médicament	
L'eau	
Sommeil	
Exercer	
Autres	
Autres	

Notes: _______________

Livre de bord de la migraine

Livre de bord de la migraine

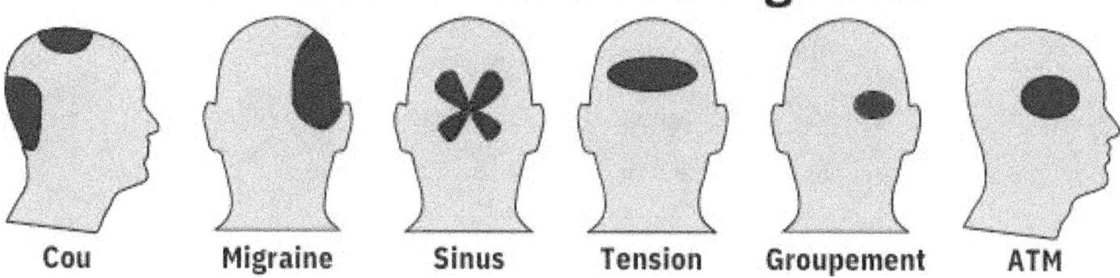

DATE: _______________   TEMPS [ ]: _______________

☐   ☐   ☐   ☐   ☐   ☐   🌡 _______

Sévérité de la douleur

1	2	3	4	5	6	7	8	9	10

Déclencheurs

☐ La faim	☐ Insomnie
☐ Lumières vives	☐ Maladie
☐ Café	☐ Fatigue
☐ Stress au travail	☐ Odeurs/ Parfums
☐ Strss à la maison	☐ Motion
☐ Repas sautés	☐ Fatigue des yeux
☐ Anxiété	☐ _____________

Mesures d'allègement

Médicament	
L'eau	
Sommeil	
Exercer	
Autres	
Autres	

Notes: _______________

Livre de bord de la migraine

Livre de bord de la migraine

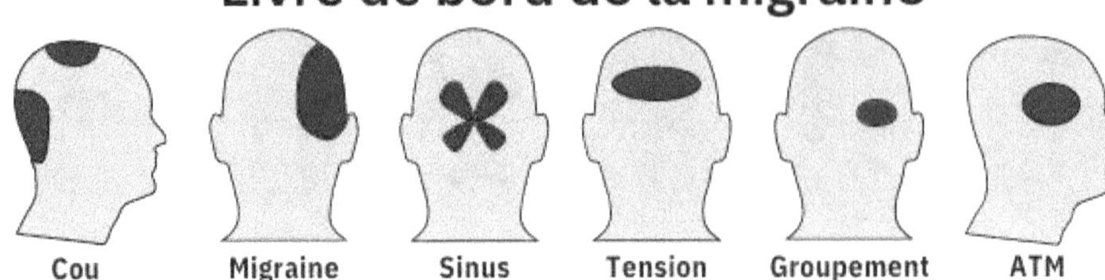

DATE: _______________   TEMPS [ ]: _____________   _____________

□   □   □   □   □   □

Sévérité de la douleur

1	2	3	4	5	6	7	8	9	10

Déclencheurs

□ La faim	□ Insomnie
□ Lumières vives	□ Maladie
□ Café	□ Fatigue
□ Stress au travail	□ Odeurs/ Parfums
□ Strss à la maison	□ Motion
□ Repas sautés	□ Fatigue des yeux
□ Anxiété	□ _______________

Mesures d'allègement

Médicament	
L'eau	
Sommeil	
Exercer	
Autres	
Autres	

Notes: _______________

Livre de bord de la migraine

Livre de bord de la migraine

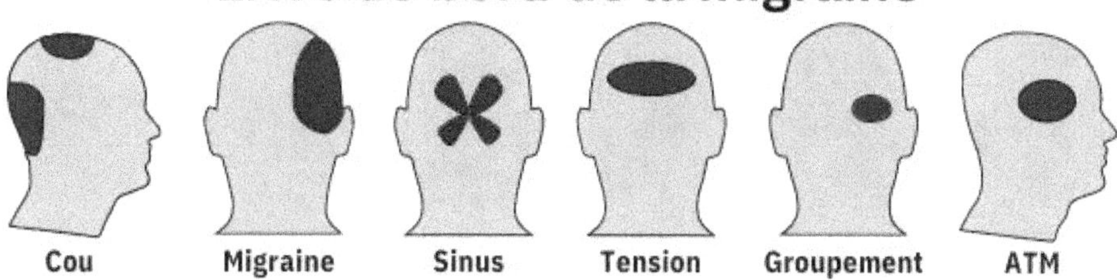

DATE: _______________   TEMPS [ ]: _______________   _______________

☐   ☐   ☐   ☐   ☐   ☐

Sévérité de la douleur

1	2	3	4	5	6	7	8	9	10

Déclencheurs

☐ La faim	☐ Insomnie
☐ Lumières vives	☐ Maladie
☐ Café	☐ Fatigue
☐ Stress au travail	☐ Odeurs/ Parfums
☐ Strss à la maison	☐ Motion
☐ Repas sautés	☐ Fatigue des yeux
☐ Anxiété	☐ _______________

Mesures d'allègement

Médicament	
L'eau	
Sommeil	
Exercer	
Autres	
Autres	

Notes: _______________________________

Livre de bord de la migraine

Livre de bord de la migraine

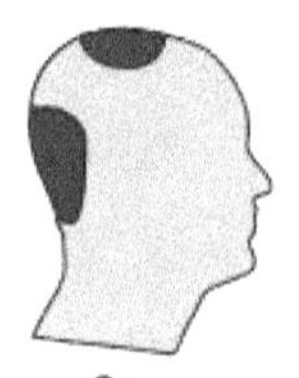
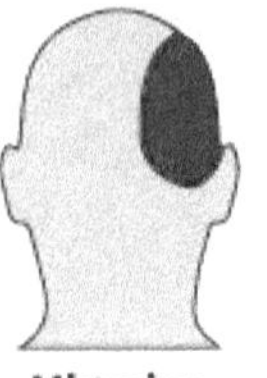
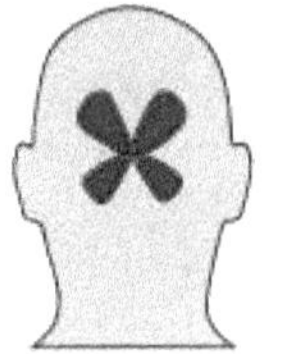
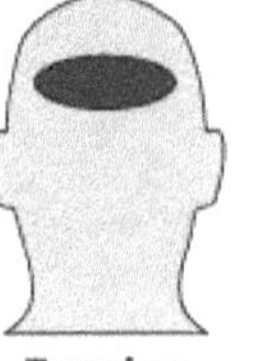
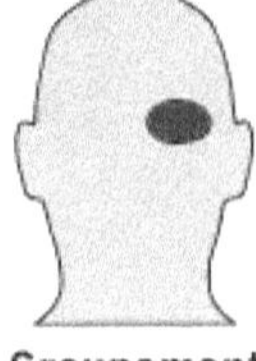
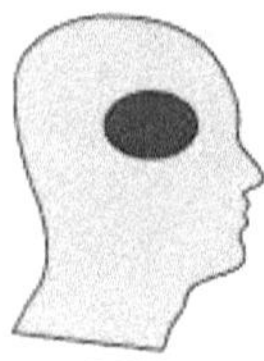

| Cou | Migraine | Sinus | Tension | Groupement | ATM |

DATE: ______________ **TEMPS [ ]:** ______________

Sévérité de la douleur

1	2	3	4	5	6	7	8	9	10

Déclencheurs

☐ La faim   ☐ Insomnie

☐ Lumières vives   ☐ Maladie

☐ Café   ☐ Fatigue

☐ Stress au travail   ☐ Odeurs/ Parfums

☐ Strss à la maison   ☐ Motion

☐ Repas sautés   ☐ Fatigue des yeux

☐ Anxiété   ☐ ______________

Mesures d'allègement

Médicament	
L'eau	
Sommeil	
Exercer	
Autres	
Autres	

Notes: ______________

Livre de bord de la migraine

Livre de bord de la migraine

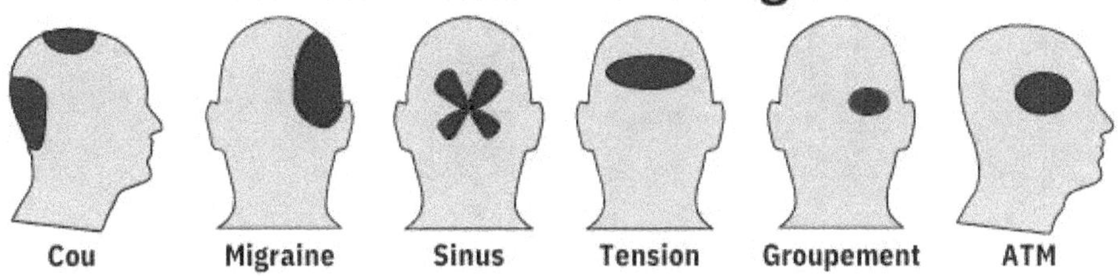

DATE: _________________ **TEMPS [ ]:** _____________ _____________

Sévérité de la douleur

1	2	3	4	5	6	7	8	9	10

Déclencheurs

- ☐ La faim
- ☐ Lumières vives
- ☐ Café
- ☐ Stress au travail
- ☐ Strss à la maison
- ☐ Repas sautés
- ☐ Anxiété

- ☐ Insomnie
- ☐ Maladie
- ☐ Fatigue
- ☐ Odeurs/ Parfums
- ☐ Motion
- ☐ Fatigue des yeux
- ☐ _________________

Mesures d'allègement

Médicament	
L'eau	
Sommeil	
Exercer	
Autres	
Autres	

Notes: _____________________________

Livre de bord de la migraine

Livre de bord de la migraine

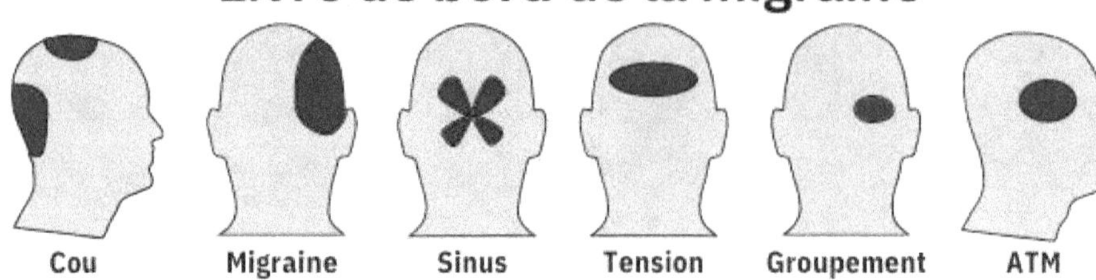

DATE: _______________   **TEMPS [ ]:** _______________ _______________

☐   ☐   ☐   ☐   ☐   ☐

Sévérité de la douleur

1	2	3	4	5	6	7	8	9	10

Déclencheurs

☐ La faim	☐ Insomnie
☐ Lumières vives	☐ Maladie
☐ Café	☐ Fatigue
☐ Stress au travail	☐ Odeurs/ Parfums
☐ Strss à la maison	☐ Motion
☐ Repas sautés	☐ Fatigue des yeux
☐ Anxiété	☐ _______________

Mesures d'allègement

Médicament	
L'eau	
Sommeil	
Exercer	
Autres	
Autres	

Notes: _______________

Livre de bord de la migraine

Livre de bord de la migraine

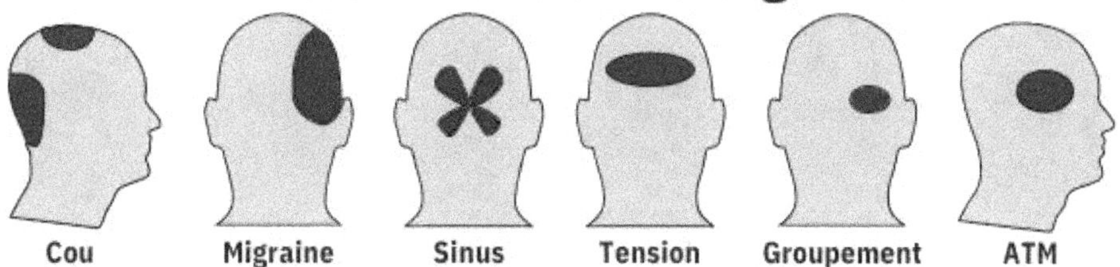

DATE: _______________   TEMPS [ ]: _______________

Sévérité de la douleur

1	2	3	4	5	6	7	8	9	10

Déclencheurs

- ☐ La faim
- ☐ Lumières vives
- ☐ Café
- ☐ Stress au travail
- ☐ Strss à la maison
- ☐ Repas sautés
- ☐ Anxiété

- ☐ Insomnie
- ☐ Maladie
- ☐ Fatigue
- ☐ Odeurs/ Parfums
- ☐ Motion
- ☐ Fatigue des yeux
- ☐ _______________

Mesures d'allègement

Médicament	
L'eau	
Sommeil	
Exercer	
Autres	
Autres	

Notes: _______________

Livre de bord de la migraine

Livre de bord de la migraine

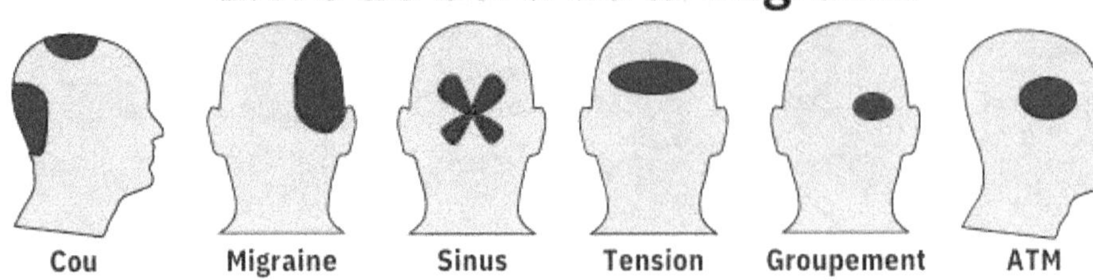

DATE: _____________   **TEMPS [ ]:** _____________ _____________

□   □   □   □   □   □

Sévérité de la douleur

1	2	3	4	5	6	7	8	9	10

Déclencheurs

□ La faim   □ Insomnie

□ Lumières vives   □ Maladie

□ Café   □ Fatigue

□ Stress au travail   □ Odeurs/ Parfums

□ Strss à la maison   □ Motion

□ Repas sautés   □ Fatigue des yeux

□ Anxiété   □ _____________

Mesures d'allègement

Médicament	
L'eau	
Sommeil	
Exercer	
Autres	
Autres	

Notes: _____________

Livre de bord de la migraine

Livre de bord de la migraine

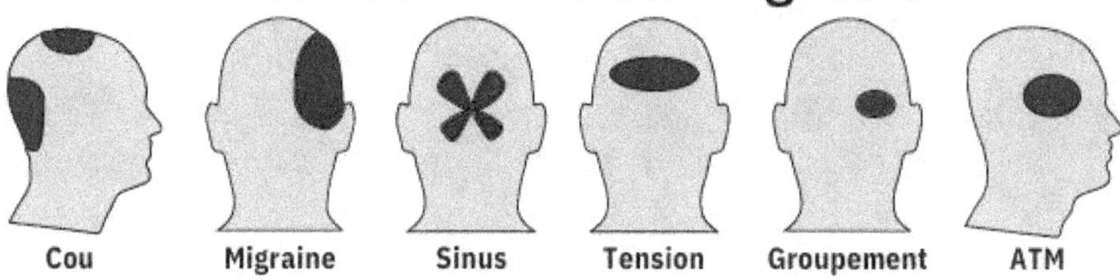

DATE: _________________   TEMPS [ ]: _________   _________

Sévérité de la douleur

1	2	3	4	5	6	7	8	9	10

Déclencheurs

- ☐ La faim
- ☐ Lumières vives
- ☐ Café
- ☐ Stress au travail
- ☐ Strss à la maison
- ☐ Repas sautés
- ☐ Anxiété

- ☐ Insomnie
- ☐ Maladie
- ☐ Fatigue
- ☐ Odeurs/ Parfums
- ☐ Motion
- ☐ Fatigue des yeux
- ☐ _____________

Mesures d'allègement

Médicament	
L'eau	
Sommeil	
Exercer	
Autres	
Autres	

Notes: _______________________________

Livre de bord de la migraine

Livre de bord de la migraine

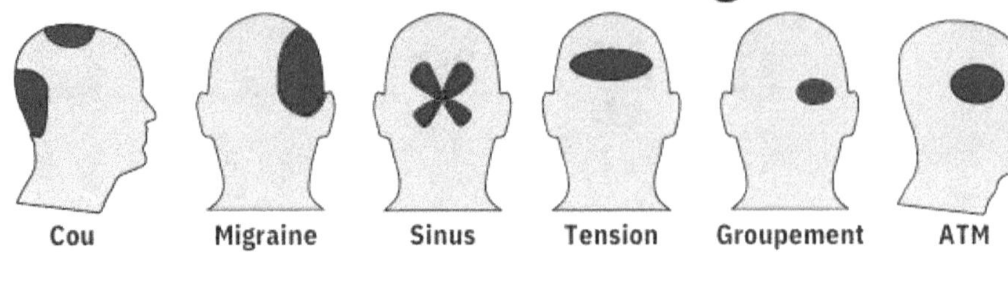

DATE: _______________   TEMPS [ ]: _______________

Sévérité de la douleur

1	2	3	4	5	6	7	8	9	10

Déclencheurs

☐ La faim	☐ Insomnie
☐ Lumières vives	☐ Maladie
☐ Café	☐ Fatigue
☐ Stress au travail	☐ Odeurs/ Parfums
☐ Strss à la maison	☐ Motion
☐ Repas sautés	☐ Fatigue des yeux
☐ Anxiété	☐ _____________

Mesures d'allègement

Médicament	
L'eau	
Sommeil	
Exercer	
Autres	
Autres	

Notes: _______________

Livre de bord de la migraine

Livre de bord de la migraine

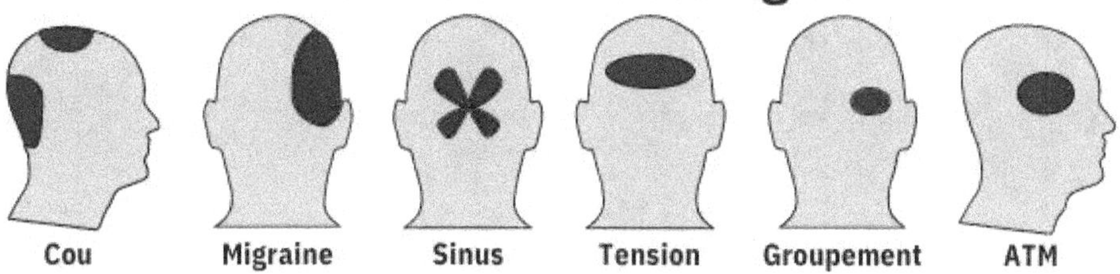

DATE: _______________   TEMPS [ ]: __________ __________

Sévérité de la douleur

1	2	3	4	5	6	7	8	9	10

Déclencheurs

☐ La faim	☐ Insomnie
☐ Lumières vives	☐ Maladie
☐ Café	☐ Fatigue
☐ Stress au travail	☐ Odeurs/ Parfums
☐ Strss à la maison	☐ Motion
☐ Repas sautés	☐ Fatigue des yeux
☐ Anxiété	☐ _______________

Mesures d'allègement

Médicament	
L'eau	
Sommeil	
Exercer	
Autres	
Autres	

Notes: _______________________________

Livre de bord de la migraine

Livre de bord de la migraine

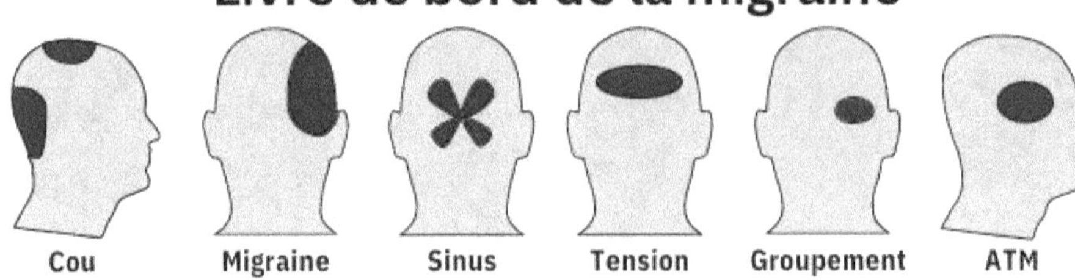

DATE: _______________   **TEMPS [ ]:** _______________ _______________

☐ ☐ ☐ ☐ ☐ ☐

Sévérité de la douleur

1	2	3	4	5	6	7	8	9	10

Déclencheurs

☐ La faim	☐ Insomnie
☐ Lumières vives	☐ Maladie
☐ Café	☐ Fatigue
☐ Stress au travail	☐ Odeurs/ Parfums
☐ Strss à la maison	☐ Motion
☐ Repas sautés	☐ Fatigue des yeux
☐ Anxiété	☐ _______________

Mesures d'allègement

Médicament	
L'eau	
Sommeil	
Exercer	
Autres	
Autres	

Notes: _______________

Livre de bord de la migraine

Livre de bord de la migraine

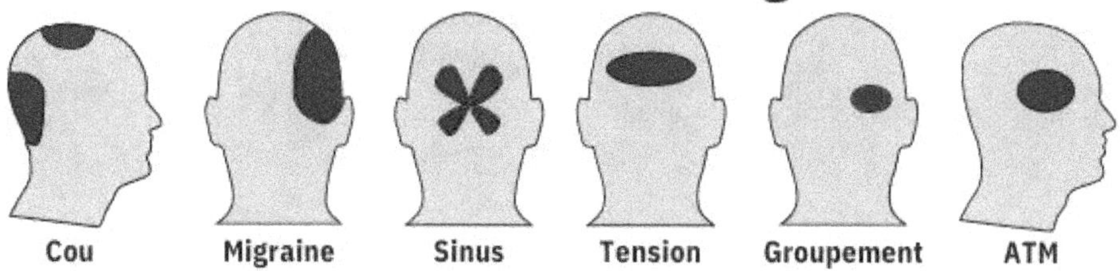

DATE: _______________   TEMPS [ ]: _______________

☐   ☐   ☐   ☐   ☐   ☐ |

Sévérité de la douleur

1	2	3	4	5	6	7	8	9	10

Déclencheurs

☐ La faim   ☐ Insomnie

☐ Lumières vives   ☐ Maladie

☐ Café   ☐ Fatigue

☐ Stress au travail ☐ Odeurs/ Parfums

☐ Strss à la maison ☐ Motion

☐ Repas sautés   ☐ Fatigue des yeux

☐ Anxiété   ☐ _______________

Mesures d'allègement

Médicament	
L'eau	
Sommeil	
Exercer	
Autres	
Autres	

Notes: _______________

Livre de bord de la migraine

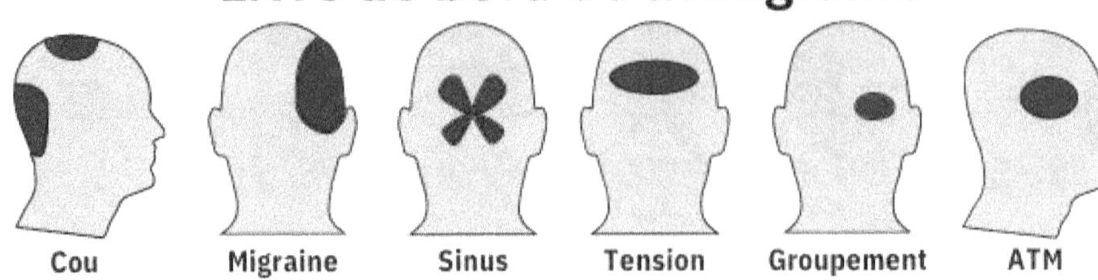

DATE: _______________   TEMPS [ ]: _______________   _______________

Sévérité de la douleur

1	2	3	4	5	6	7	8	9	10

Déclencheurs

☐ La faim   ☐ Insomnie

☐ Lumières vives   ☐ Maladie

☐ Café   ☐ Fatigue

☐ Stress au travail   ☐ Odeurs/ Parfums

☐ Strss à la maison   ☐ Motion

☐ Repas sautés   ☐ Fatigue des yeux

☐ Anxiété   ☐ _______________

Mesures d'allègement

Médicament	
L'eau	
Sommeil	
Exercer	
Autres	
Autres	

Notes: _______________

Livre de bord de la migraine

Livre de bord de la migraine

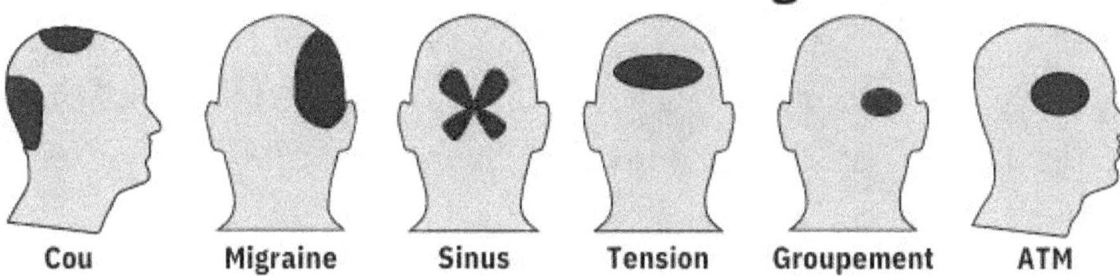

DATE: _______________   TEMPS [ ]: _______________ _______________

□   □   □   □   □   □

Sévérité de la douleur

1	2	3	4	5	6	7	8	9	10

Déclencheurs

□ La faim   □ Insomnie

□ Lumières vives   □ Maladie

□ Café   □ Fatigue

□ Stress au travail   □ Odeurs/ Parfums

□ Strss à la maison   □ Motion

□ Repas sautés   □ Fatigue des yeux

□ Anxiété   □ _______________

Mesures d'allègement

Médicament	
L'eau	
Sommeil	
Exercer	
Autres	
Autres	

Notes: _______________

Livre de bord de la migraine

Livre de bord de la migraine

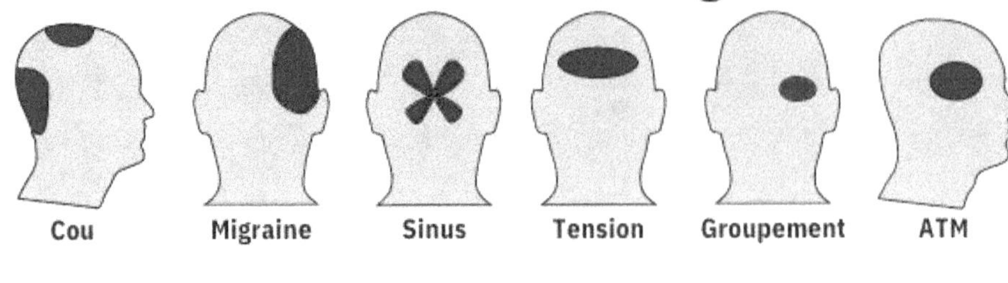

DATE: _____________   **TEMPS [ ]:** _____________

☐ ☐ ☐ ☐ ☐ ☐

Sévérité de la douleur

1	2	3	4	5	6	7	8	9	10

Déclencheurs

☐ La faim   ☐ Insomnie

☐ Lumières vives   ☐ Maladie

☐ Café   ☐ Fatigue

☐ Stress au travail   ☐ Odeurs/ Parfums

☐ Strss à la maison   ☐ Motion

☐ Repas sautés   ☐ Fatigue des yeux

☐ Anxiété   ☐ _____________

Mesures d'allègement

Médicament	
L'eau	
Sommeil	
Exercer	
Autres	
Autres	

Notes: _____________

Livre de bord de la migraine

Livre de bord de la migraine

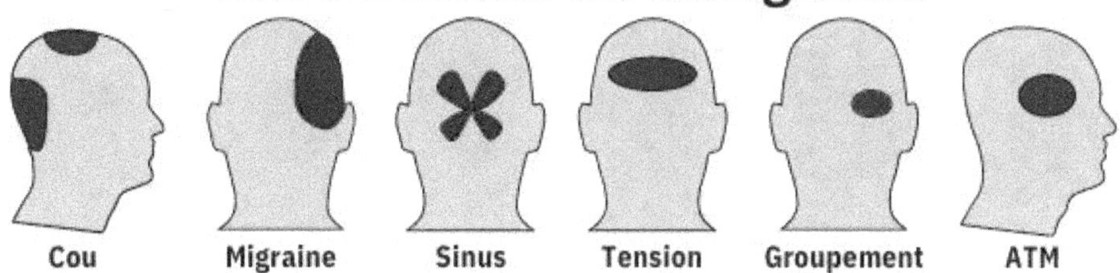

DATE: ___________________   TEMPS [ ]: ___________________   ___________________

□   □   □   □   □   □

Sévérité de la douleur

1	2	3	4	5	6	7	8	9	10

Déclencheurs

□ La faim	□ Insomnie
□ Lumières vives	□ Maladie
□ Café	□ Fatigue
□ Stress au travail	□ Odeurs/ Parfums
□ Strss à la maison	□ Motion
□ Repas sautés	□ Fatigue des yeux
□ Anxiété	□ _______________

Mesures d'allègement

Médicament	
L'eau	
Sommeil	
Exercer	
Autres	
Autres	

Notes: _______________________________________

Livre de bord de la migraine

Livre de bord de la migraine

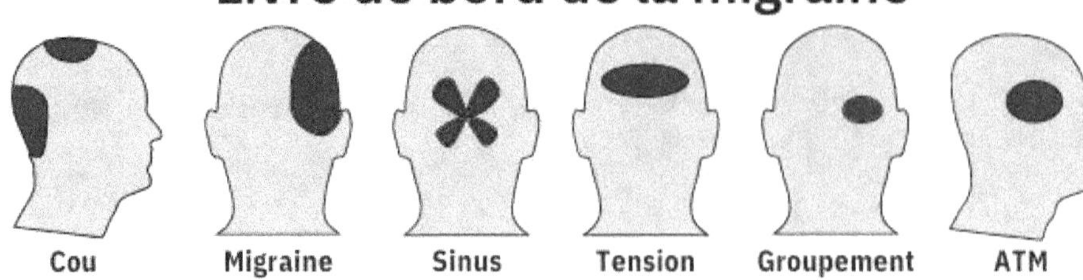

DATE: _______________   TEMPS [ ]: __________ __________

Sévérité de la douleur

1	2	3	4	5	6	7	8	9	10

Déclencheurs

- ☐ La faim
- ☐ Lumières vives
- ☐ Café
- ☐ Stress au travail
- ☐ Strss à la maison
- ☐ Repas sautés
- ☐ Anxiété

- ☐ Insomnie
- ☐ Maladie
- ☐ Fatigue
- ☐ Odeurs/ Parfums
- ☐ Motion
- ☐ Fatigue des yeux
- ☐ _______________

Mesures d'allègement

Médicament	
L'eau	
Sommeil	
Exercer	
Autres	
Autres	

Notes: _______________

Livre de bord de la migraine

Livre de bord de la migraine

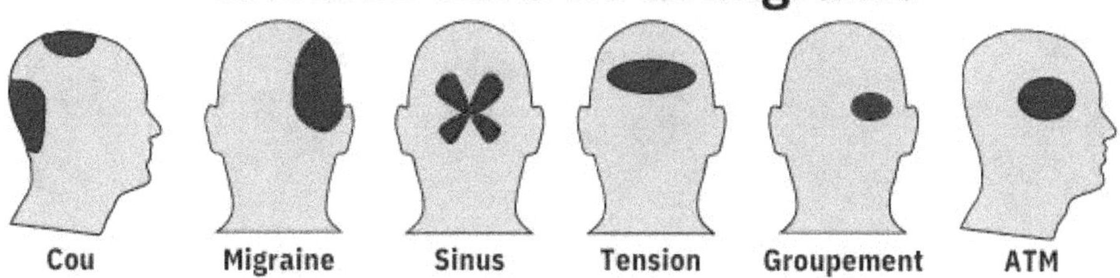

DATE: __________________   TEMPS [ ]: __________________

☐ ☐ ☐ ☐ ☐ ☐

Sévérité de la douleur

1	2	3	4	5	6	7	8	9	10

Déclencheurs

☐ La faim   ☐ Insomnie

☐ Lumières vives   ☐ Maladie

☐ Café   ☐ Fatigue

☐ Stress au travail   ☐ Odeurs/ Parfums

☐ Strss à la maison   ☐ Motion

☐ Repas sautés   ☐ Fatigue des yeux

☐ Anxiété   ☐ ________________

Mesures d'allègement

Médicament	
L'eau	
Sommeil	
Exercer	
Autres	
Autres	

Notes: __________________________________

Livre de bord de la migraine

Livre de bord de la migraine

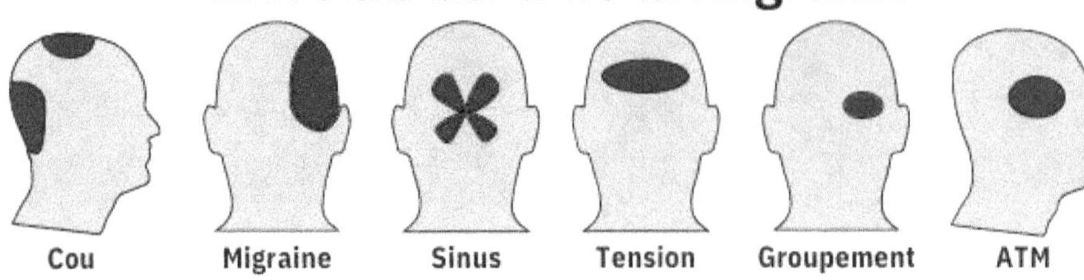

DATE: _______________   TEMPS [ ]: _______________   _______________

Sévérité de la douleur

1	2	3	4	5	6	7	8	9	10

Déclencheurs

☐ La faim   ☐ Insomnie

☐ Lumières vives   ☐ Maladie

☐ Café   ☐ Fatigue

☐ Stress au travail   ☐ Odeurs/ Parfums

☐ Strss à la maison   ☐ Motion

☐ Repas sautés   ☐ Fatigue des yeux

☐ Anxiété   ☐ _______________

Mesures d'allègement

Médicament	
L'eau	
Sommeil	
Exercer	
Autres	
Autres	

Notes: _______________

Livre de bord de la migraine

Livre de bord de la migraine

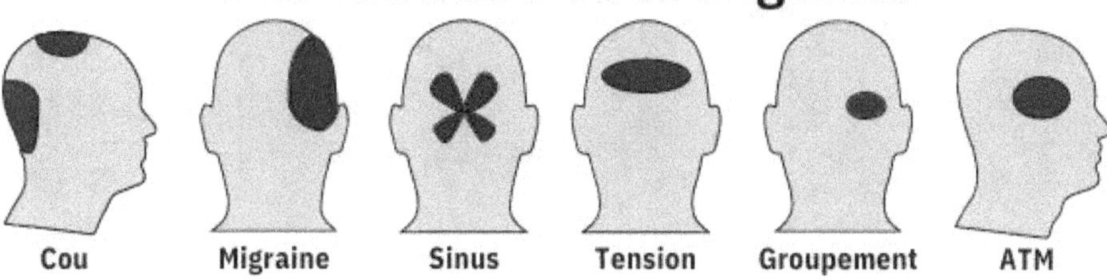

DATE: _________________   TEMPS [ ]: _________________   _____________

Sévérité de la douleur

1	2	3	4	5	6	7	8	9	10

Déclencheurs

☐ La faim	☐ Insomnie
☐ Lumières vives	☐ Maladie
☐ Café	☐ Fatigue
☐ Stress au travail	☐ Odeurs/ Parfums
☐ Strss à la maison	☐ Motion
☐ Repas sautés	☐ Fatigue des yeux
☐ Anxiété	☐ _____________

Mesures d'allègement

Médicament	
L'eau	
Sommeil	
Exercer	
Autres	
Autres	

Notes: ____

Livre de bord de la migraine

Livre de bord de la migraine

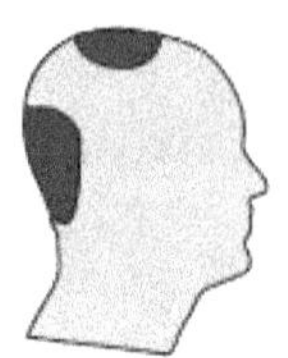 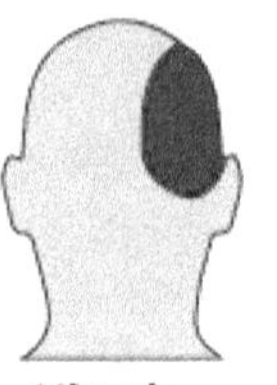 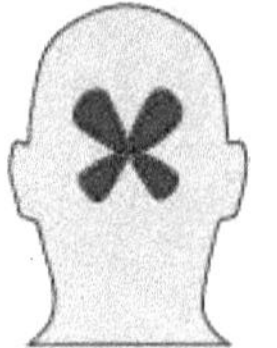 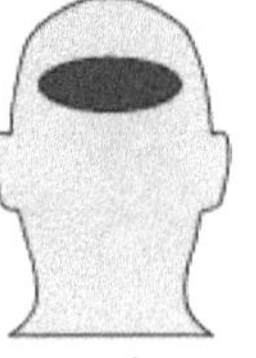 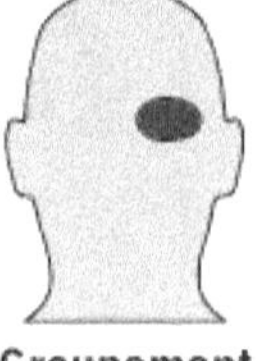 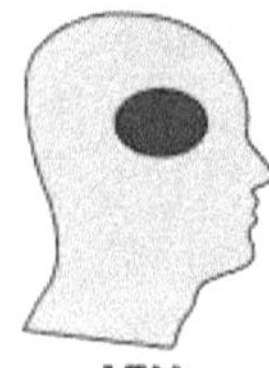

| Cou | Migraine | Sinus | Tension | Groupement | ATM |

DATE: _______________   **TEMPS [ ]:** _______________

☐ ☐ ☐ ☐ ☐ ☐ _______________

Sévérité de la douleur

1	2	3	4	5	6	7	8	9	10

Déclencheurs

☐ La faim   ☐ Insomnie

☐ Lumières vives   ☐ Maladie

☐ Café   ☐ Fatigue

☐ Stress au travail   ☐ Odeurs/ Parfums

☐ Strss à la maison   ☐ Motion

☐ Repas sautés   ☐ Fatigue des yeux

☐ Anxiété   ☐ _______________

Mesures d'allègement

Médicament	
L'eau	
Sommeil	
Exercer	
Autres	
Autres	

Notes:

Livre de bord de la migraine

Livre de bord de la migraine

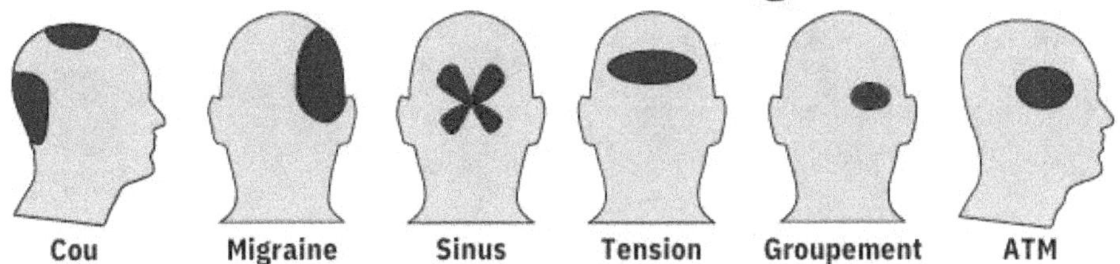

DATE: ______________________   **TEMPS [ ]:** ____________   ____________

☐   ☐   ☐   ☐   ☐   ☐   🌡 ________

Sévérité de la douleur

1	2	3	4	5	6	7	8	9	10

Déclencheurs

☐ La faim	☐ Insomnie
☐ Lumières vives	☐ Maladie
☐ Café	☐ Fatigue
☐ Stress au travail	☐ Odeurs/ Parfums
☐ Strss à la maison	☐ Motion
☐ Repas sautés	☐ Fatigue des yeux
☐ Anxiété	☐ ______________

Mesures d'allègement

Médicament	
L'eau	
Sommeil	
Exercer	
Autres	
Autres	

Notes: ________________________________

Livre de bord de la migraine

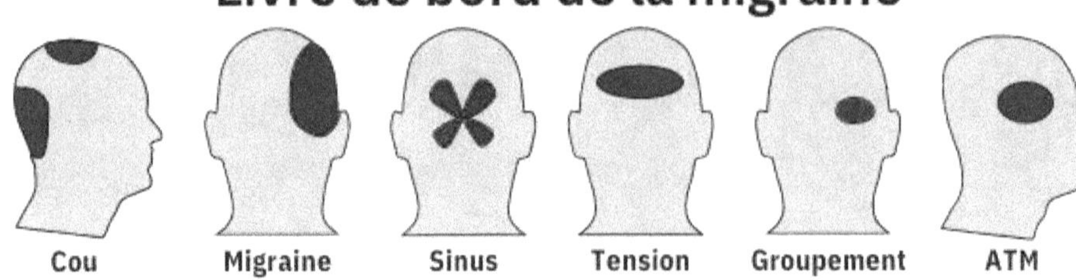

DATE: ________________   TEMPS [ ]: __________   __________

Sévérité de la douleur

1	2	3	4	5	6	7	8	9	10

Déclencheurs

☐ La faim	☐ Insomnie
☐ Lumières vives	☐ Maladie
☐ Café	☐ Fatigue
☐ Stress au travail	☐ Odeurs/ Parfums
☐ Strss à la maison	☐ Motion
☐ Repas sautés	☐ Fatigue des yeux
☐ Anxiété	☐ __________

Mesures d'allègement

Médicament	
L'eau	
Sommeil	
Exercer	
Autres	
Autres	

Notes: ____________________

Livre de bord de la migraine

Livre de bord de la migraine

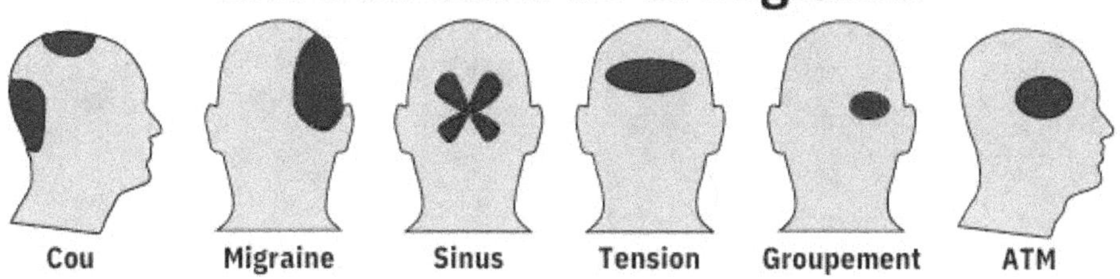

DATE: _______________   TEMPS [ ]: _____________   _____________

Sévérité de la douleur

1	2	3	4	5	6	7	8	9	10

Déclencheurs

- ☐ La faim
- ☐ Lumières vives
- ☐ Café
- ☐ Stress au travail
- ☐ Strss à la maison
- ☐ Repas sautés
- ☐ Anxiété

- ☐ Insomnie
- ☐ Maladie
- ☐ Fatigue
- ☐ Odeurs/ Parfums
- ☐ Motion
- ☐ Fatigue des yeux
- ☐ _______________

Mesures d'allègement

Médicament	
L'eau	
Sommeil	
Exercer	
Autres	
Autres	

Notes: _______________

Livre de bord de la migraine

Livre de bord de la migraine

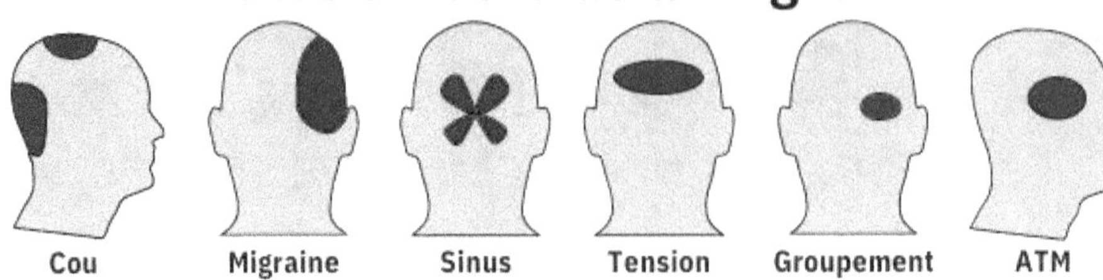

DATE: _______________   TEMPS [ ]: _______________   _______________

Sévérité de la douleur

1	2	3	4	5	6	7	8	9	10

Déclencheurs

☐ La faim	☐ Insomnie
☐ Lumières vives	☐ Maladie
☐ Café	☐ Fatigue
☐ Stress au travail	☐ Odeurs/ Parfums
☐ Strss à la maison	☐ Motion
☐ Repas sautés	☐ Fatigue des yeux
☐ Anxiété	☐ _______________

Mesures d'allègement

Médicament	
L'eau	
Sommeil	
Exercer	
Autres	
Autres	

Notes: _______________

Livre de bord de la migraine

Livre de bord de la migraine

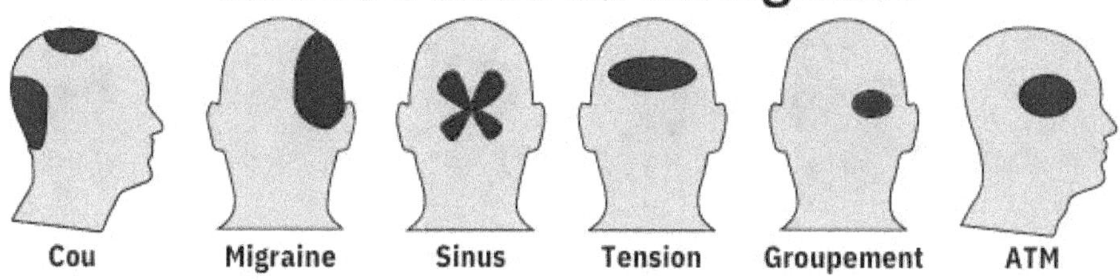

DATE: __________________   TEMPS [ ]: __________   __________

Sévérité de la douleur

1	2	3	4	5	6	7	8	9	10

Déclencheurs

☐ La faim	☐ Insomnie
☐ Lumières vives	☐ Maladie
☐ Café	☐ Fatigue
☐ Stress au travail	☐ Odeurs/ Parfums
☐ Strss à la maison	☐ Motion
☐ Repas sautés	☐ Fatigue des yeux
☐ Anxiété	☐ __________

Mesures d'allègement

Médicament	
L'eau	
Sommeil	
Exercer	
Autres	
Autres	

Notes: _______________________________________

Livre de bord de la migraine

Livre de bord de la migraine

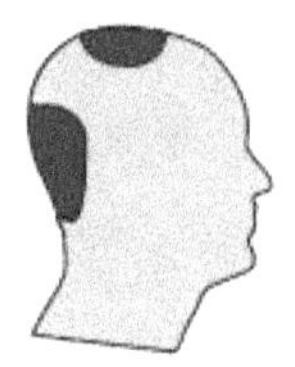
Cou

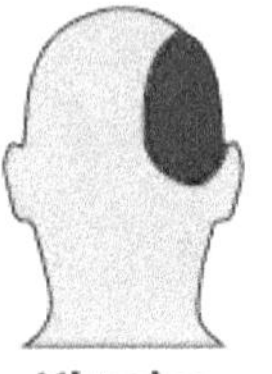
Migraine

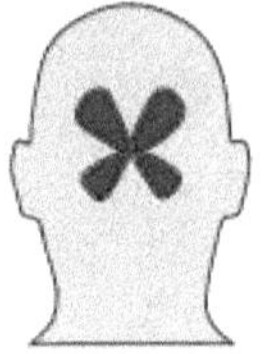
Sinus

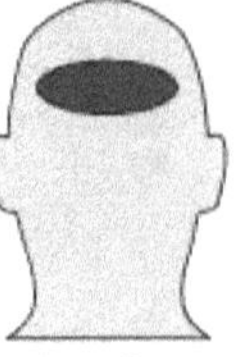
Tension

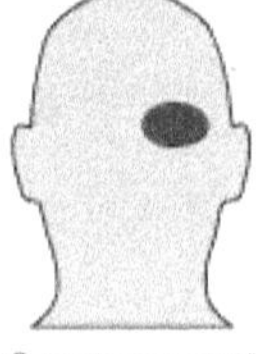
Groupement

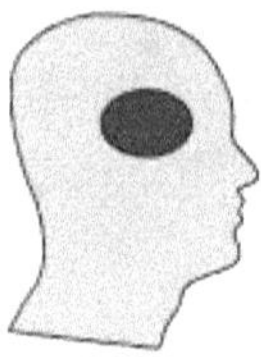
ATM

DATE: _______________ TEMPS [ ]: _______________

Sévérité de la douleur

1	2	3	4	5	6	7	8	9	10

Déclencheurs

☐ La faim   ☐ Insomnie

☐ Lumières vives   ☐ Maladie

☐ Café   ☐ Fatigue

☐ Stress au travail   ☐ Odeurs/ Parfums

☐ Strss à la maison   ☐ Motion

☐ Repas sautés   ☐ Fatigue des yeux

☐ Anxiété   ☐ _______________

Mesures d'allègement

Médicament	
L'eau	
Sommeil	
Exercer	
Autres	
Autres	

Notes: _______________

Livre de bord de la migraine

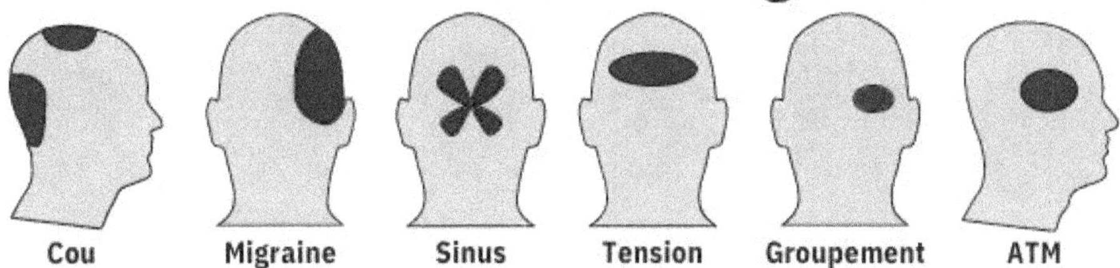

DATE: _______________   TEMPS [ ]: _______________ _______________

☐ ☐ ☐ ☐ ☐ ☐ 🌡 _______

Sévérité de la douleur

1	2	3	4	5	6	7	8	9	10

Déclencheurs

☐ La faim   ☐ Insomnie

☐ Lumières vives   ☐ Maladie

☐ Café   ☐ Fatigue

☐ Stress au travail ☐ Odeurs/ Parfums

☐ Strss à la maison ☐ Motion

☐ Repas sautés   ☐ Fatigue des yeux

☐ Anxiété   ☐ _______________

Mesures d'allègement

Médicament	
L'eau	
Sommeil	
Exercer	
Autres	
Autres	

Notes: _______________________________

Livre de bord de la migraine

Livre de bord de la migraine

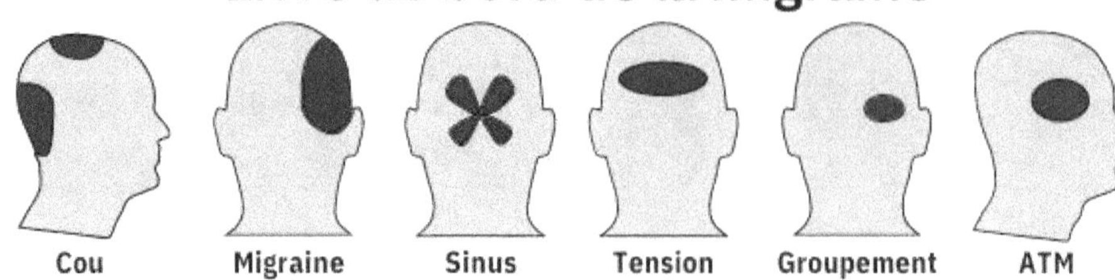

DATE: _______________   TEMPS [ ]: _______________

Sévérité de la douleur

1	2	3	4	5	6	7	8	9	10

Déclencheurs

☐ La faim	☐ Insomnie
☐ Lumières vives	☐ Maladie
☐ Café	☐ Fatigue
☐ Stress au travail	☐ Odeurs/ Parfums
☐ Strss à la maison	☐ Motion
☐ Repas sautés	☐ Fatigue des yeux
☐ Anxiété	☐ _______________

Mesures d'allègement

Médicament	
L'eau	
Sommeil	
Exercer	
Autres	
Autres	

Notes: _______________

Livre de bord de la migraine

Livre de bord de la migraine

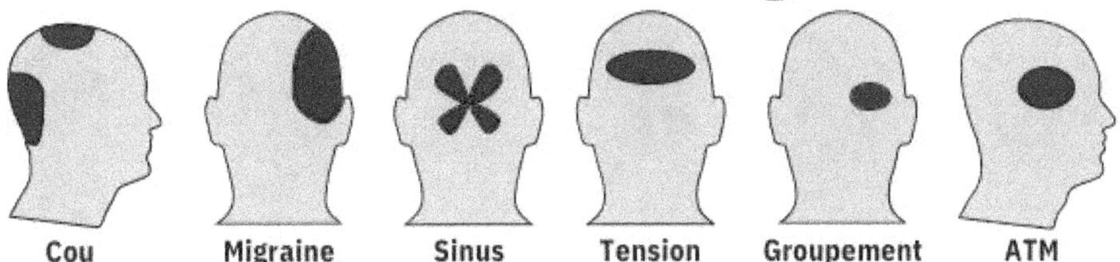

DATE: _______________   TEMPS [ ]: _______________ _______________

Sévérité de la douleur

1	2	3	4	5	6	7	8	9	10

Déclencheurs

- ☐ La faim
- ☐ Lumières vives
- ☐ Café
- ☐ Stress au travail
- ☐ Strss à la maison
- ☐ Repas sautés
- ☐ Anxiété

- ☐ Insomnie
- ☐ Maladie
- ☐ Fatigue
- ☐ Odeurs/ Parfums
- ☐ Motion
- ☐ Fatigue des yeux
- ☐ _______________

Mesures d'allègement

Médicament	
L'eau	
Sommeil	
Exercer	
Autres	
Autres	

Notes: _______________

Livre de bord de la migraine

Livre de bord de la migraine

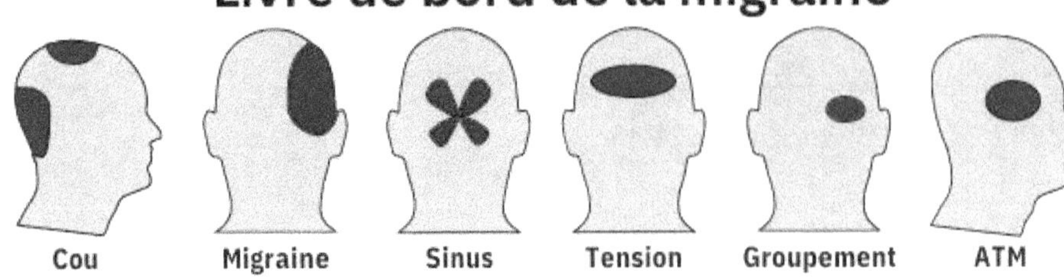

DATE: _______________   TEMPS [ ]: _______________

Sévérité de la douleur

1	2	3	4	5	6	7	8	9	10

Déclencheurs

☐ La faim

☐ Lumières vives

☐ Café

☐ Stress au travail

☐ Strss à la maison

☐ Repas sautés

☐ Anxiété

☐ Insomnie

☐ Maladie

☐ Fatigue

☐ Odeurs/ Parfums

☐ Motion

☐ Fatigue des yeux

☐ _______________

Mesures d'allègement

Médicament	
L'eau	
Sommeil	
Exercer	
Autres	
Autres	

Notes:

Livre de bord de la migraine

Livre de bord de la migraine

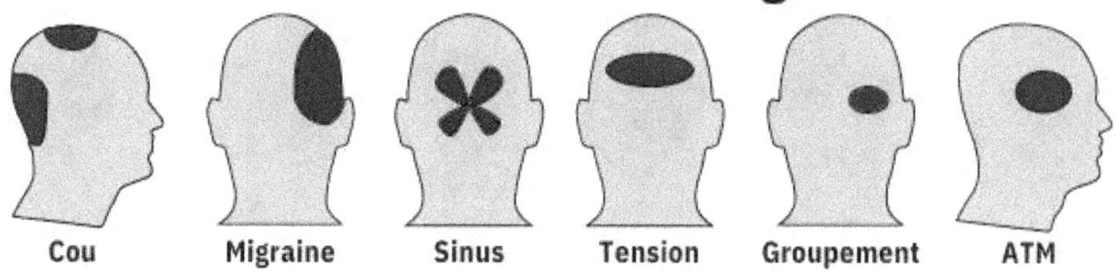

DATE: _______________   TEMPS [ ]: _________________

Sévérité de la douleur

| 1 | 2 | 3 | 4 | 5 | 6 | 7 | 8 | 9 | 10 |

Déclencheurs

☐ La faim	☐ Insomnie
☐ Lumières vives	☐ Maladie
☐ Café	☐ Fatigue
☐ Stress au travail	☐ Odeurs/ Parfums
☐ Strss à la maison	☐ Motion
☐ Repas sautés	☐ Fatigue des yeux
☐ Anxiété	☐ _____________

Mesures d'allègement

Médicament	
L'eau	
Sommeil	
Exercer	
Autres	
Autres	

Notes: ____

Livre de bord de la migraine

Livre de bord de la migraine

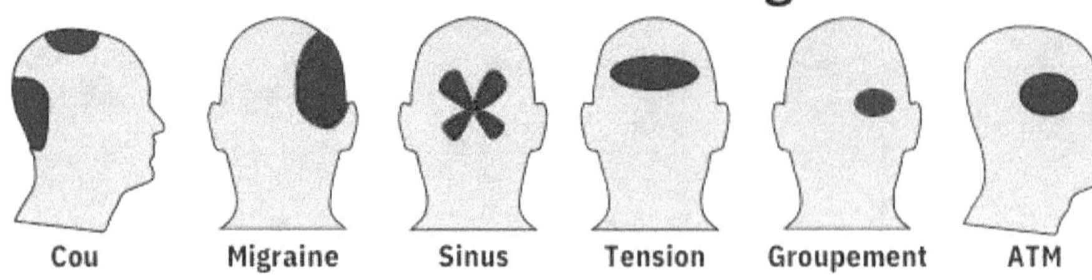

DATE: _______________   TEMPS [ ]: _______________

Sévérité de la douleur

1	2	3	4	5	6	7	8	9	10

Déclencheurs

- ☐ La faim
- ☐ Lumières vives
- ☐ Café
- ☐ Stress au travail
- ☐ Strss à la maison
- ☐ Repas sautés
- ☐ Anxiété

- ☐ Insomnie
- ☐ Maladie
- ☐ Fatigue
- ☐ Odeurs/ Parfums
- ☐ Motion
- ☐ Fatigue des yeux
- ☐ _______________

Mesures d'allègement

Médicament	
L'eau	
Sommeil	
Exercer	
Autres	
Autres	

Notes: _______________

Livre de bord de la migraine

Livre de bord de la migraine

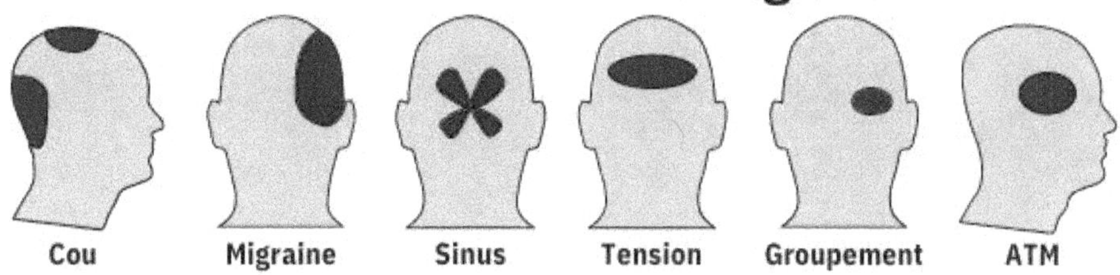

DATE: _________________   TEMPS [ ]: _________________

Sévérité de la douleur

1	2	3	4	5	6	7	8	9	10

Déclencheurs

☐ La faim	☐ Insomnie
☐ Lumières vives	☐ Maladie
☐ Café	☐ Fatigue
☐ Stress au travail	☐ Odeurs/ Parfums
☐ Strss à la maison	☐ Motion
☐ Repas sautés	☐ Fatigue des yeux
☐ Anxiété	☐ _____________

Mesures d'allègement

Médicament	
L'eau	
Sommeil	
Exercer	
Autres	
Autres	

Notes: _______________________________________

Livre de bord de la migraine

Livre de bord de la migraine

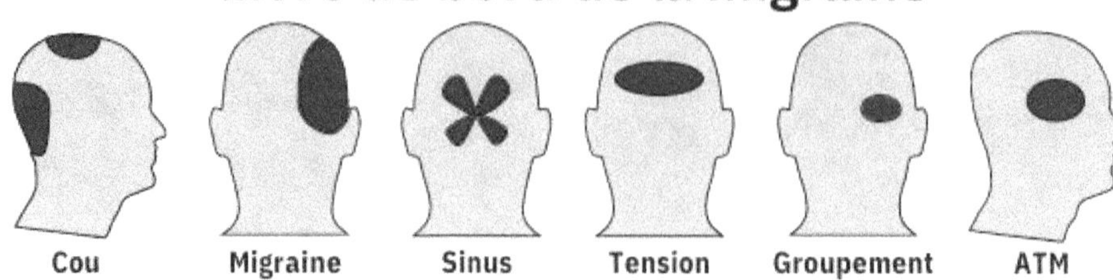

DATE: _____________   TEMPS [ ]: _____________   _____________

Sévérité de la douleur

1	2	3	4	5	6	7	8	9	10

Déclencheurs

☐ La faim	☐ Insomnie
☐ Lumières vives	☐ Maladie
☐ Café	☐ Fatigue
☐ Stress au travail	☐ Odeurs/ Parfums
☐ Strss à la maison	☐ Motion
☐ Repas sautés	☐ Fatigue des yeux
☐ Anxiété	☐ _____________

Mesures d'allègement

Médicament	
L'eau	
Sommeil	
Exercer	
Autres	
Autres	

Notes: _____________

Livre de bord de la migraine

Livre de bord de la migraine

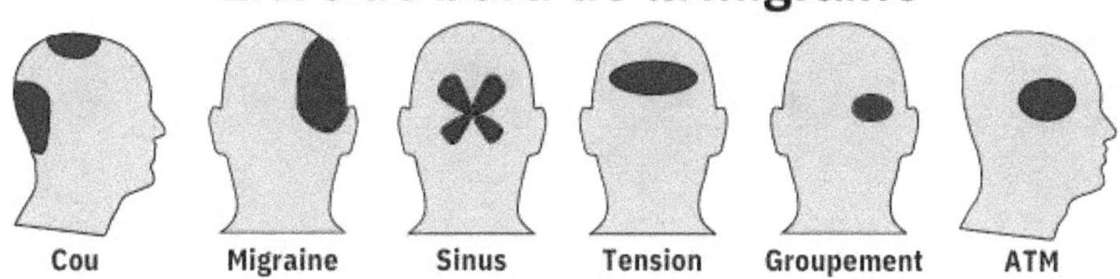

DATE: _______________   TEMPS [ ]: _____________   ___________

Sévérité de la douleur

1	2	3	4	5	6	7	8	9	10

Déclencheurs

☐ La faim	☐ Insomnie
☐ Lumières vives	☐ Maladie
☐ Café	☐ Fatigue
☐ Stress au travail	☐ Odeurs/ Parfums
☐ Strss à la maison	☐ Motion
☐ Repas sautés	☐ Fatigue des yeux
☐ Anxiété	☐ _____________

Mesures d'allègement

Médicament	
L'eau	
Sommeil	
Exercer	
Autres	
Autres	

Notes: _______________________________________

Livre de bord de la migraine

Livre de bord de la migraine

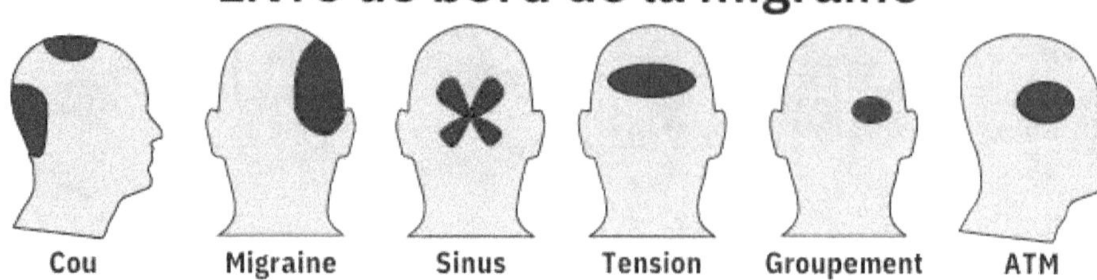

DATE: _______________   TEMPS [ ]: _______________

Sévérité de la douleur

1	2	3	4	5	6	7	8	9	10

Déclencheurs

☐ La faim	☐ Insomnie
☐ Lumières vives	☐ Maladie
☐ Café	☐ Fatigue
☐ Stress au travail	☐ Odeurs/ Parfums
☐ Strss à la maison	☐ Motion
☐ Repas sautés	☐ Fatigue des yeux
☐ Anxiété	☐ _______________

Mesures d'allègement

Médicament	
L'eau	
Sommeil	
Exercer	
Autres	
Autres	

Notes: _______________

Livre de bord de la migraine

Livre de bord de la migraine

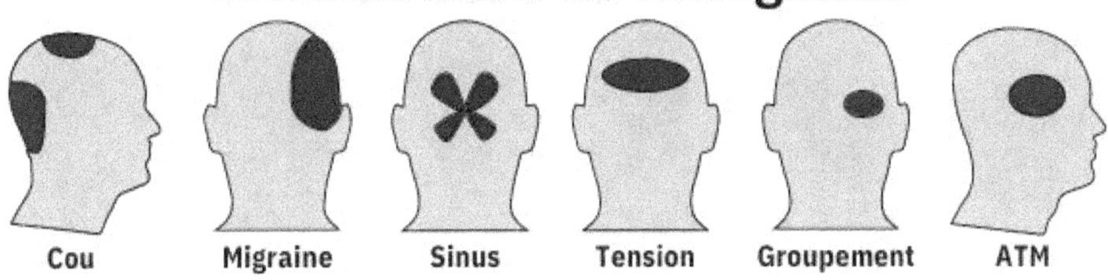

DATE: _______________ TEMPS [ ]: _______________ _______________

☐ ☐ ☐ ☐ ☐ ☐

Sévérité de la douleur

| 1 | 2 | 3 | 4 | 5 | 6 | 7 | 8 | 9 | 10 |

Déclencheurs

☐ La faim   ☐ Insomnie

☐ Lumières vives   ☐ Maladie

☐ Café   ☐ Fatigue

☐ Stress au travail   ☐ Odeurs/ Parfums

☐ Strss à la maison   ☐ Motion

☐ Repas sautés   ☐ Fatigue des yeux

☐ Anxiété   ☐ _______________

Mesures d'allègement

Médicament	
L'eau	
Sommeil	
Exercer	
Autres	
Autres	

Notes: _______________

Livre de bord de la migraine

Livre de bord de la migraine

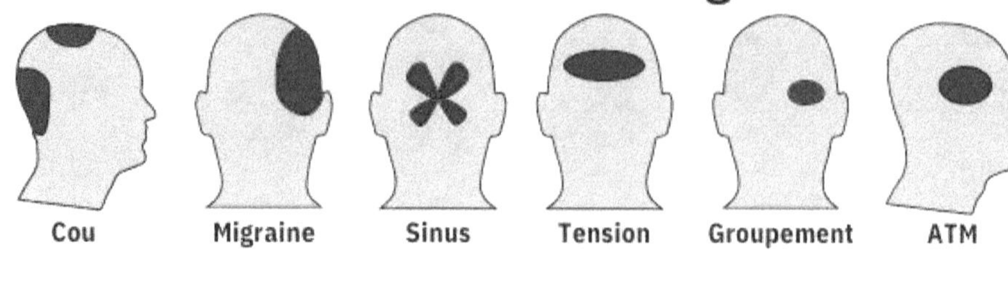

DATE: _______________   TEMPS [ ]: _______________

Sévérité de la douleur

1	2	3	4	5	6	7	8	9	10

Déclencheurs

☐ La faim	☐ Insomnie
☐ Lumières vives	☐ Maladie
☐ Café	☐ Fatigue
☐ Stress au travail	☐ Odeurs/ Parfums
☐ Strss à la maison	☐ Motion
☐ Repas sautés	☐ Fatigue des yeux
☐ Anxiété	☐ _____________

Mesures d'allègement

Médicament	
L'eau	
Sommeil	
Exercer	
Autres	
Autres	

Notes: _______________

Livre de bord de la migraine

Livre de bord de la migraine

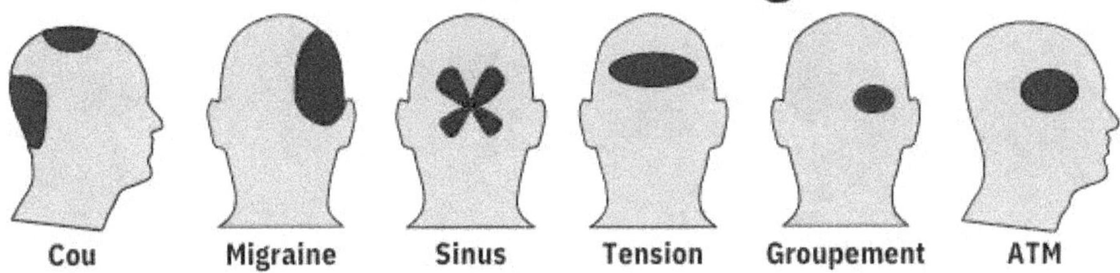

DATE: _________________   TEMPS [ ]: _____________ _____________

Sévérité de la douleur

1	2	3	4	5	6	7	8	9	10

Déclencheurs

☐ La faim   ☐ Insomnie

☐ Lumières vives   ☐ Maladie

☐ Café   ☐ Fatigue

☐ Stress au travail   ☐ Odeurs/ Parfums

☐ Strss à la maison   ☐ Motion

☐ Repas sautés   ☐ Fatigue des yeux

☐ Anxiété   ☐ _______________

Mesures d'allègement

Médicament	
L'eau	
Sommeil	
Exercer	
Autres	
Autres	

Notes: _______________________________________

Livre de bord de la migraine

Livre de bord de la migraine

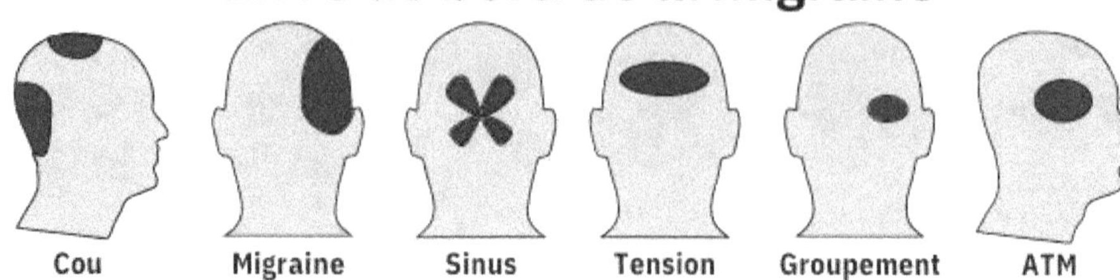

DATE: _______________   TEMPS [ ]: _______________

Sévérité de la douleur

1	2	3	4	5	6	7	8	9	10

Déclencheurs

☐ La faim		☐ Insomnie
☐ Lumières vives		☐ Maladie
☐ Café		☐ Fatigue
☐ Stress au travail		☐ Odeurs/ Parfums
☐ Strss à la maison		☐ Motion
☐ Repas sautés		☐ Fatigue des yeux
☐ Anxiété		☐ _____________

Mesures d'allègement

Médicament	
L'eau	
Sommeil	
Exercer	
Autres	
Autres	

Notes: _______________

Livre de bord de la migraine

Livre de bord de la migraine

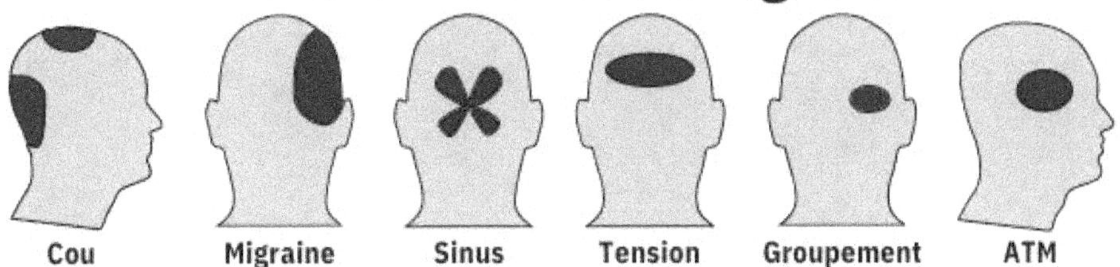

DATE: _______________   TEMPS [ ]: _______________

Sévérité de la douleur

1	2	3	4	5	6	7	8	9	10

Déclencheurs

- ☐ La faim
- ☐ Lumières vives
- ☐ Café
- ☐ Stress au travail
- ☐ Strss à la maison
- ☐ Repas sautés
- ☐ Anxiété
- ☐ Insomnie
- ☐ Maladie
- ☐ Fatigue
- ☐ Odeurs/ Parfums
- ☐ Motion
- ☐ Fatigue des yeux
- ☐ _______________

Mesures d'allègement

Médicament	
L'eau	
Sommeil	
Exercer	
Autres	
Autres	

Notes: _______________

Livre de bord de la migraine